Lipika Jain
Deepak Mehta
N. Meena

Guia básico para unidades de fotopolimerização

Lipika Jain
Deepak Mehta
N. Meena

Guia básico para unidades de fotopolimerização

ScienciaScripts

Imprint

Cover image: www.ingimage.com

This book is a translation from the original published under ISBN 978-3-659-86689-0.

Publisher:
Sciencia Scripts
is a trademark of
Dodo Books Indian Ocean Ltd. and OmniScriptum S.R.L publishing group

120 High Road, East Finchley, London, N2 9ED, United Kingdom
Str. Armeneasca 28/1, office 1, Chisinau MD-2012, Republic of Moldova, Europe
Managing Directors: Ieva Konstantinova, Victoria Ursu
info@omniscriptum.com

Printed at: see last page
ISBN: 978-620-8-56842-9

Conteúdo

Agradecimentos

"Um homem nunca pode chegar ao seu destino sem o farol". Um homem pode realizar qualquer tarefa que queira, mas é sempre necessária uma orientação, um apoio e um feedback capazes para que a tarefa seja realizada da forma mais eficiente.

Esta dissertação sobre a biblioteca foi também uma viagem que não foi isenta de obstáculos, mas tive a sorte de contar com a orientação, o apoio e o encorajamento do meu guia, o meu mentor, Dr. **Deepak Mehta**; Leitor, Departamento de Dentisteria Conservadora e Endodontia, Vokkaligara Sangha Dental College & Hospital, Bangalore, que me permitiu navegar sem problemas e chegar ao destino. A sua abordagem inovadora e implacável em relação à excelência académica inspirou-me a subir a escada do sucesso.

Gostaria de expressar a minha sincera gratidão a uma pessoa especial, a **Dra. N. Meena**, Professora e Diretora do Departamento de Dentisteria Conservadora e Endodontia, Vokkaligara Sangha Dental College & Hospital, Bangalore, pela sua orientação e apoio inspirador. A sua avaliação crítica no sentido da perfeição, o seu interesse genuíno e a sua ajuda atempada desempenharam um papel importante na realização desta dissertação.

Os meus sinceros agradecimentos à **Dra. Anitha Kumari**, M.D.S , Professora, Departamento de Dentisteria Conservadora e Endodontia, Vokkaligara Sangha Dental College & Hospital, Bangalore, pela sua valiosa orientação, apoio constante e encorajamento ao longo do meu curso.

Expresso a minha sincera gratidão ao **Dr. Manjunath**, Diretor do Vokkaligara Sangha Dental College & Hospital, Bangalore, por me ter incutido um elevado sentido de profissionalismo. Estou-lhe profundamente grato pela sua orientação e apoio constantes.

Agradeço ao **Dr. Adarsh MS, Chethana S. Murthy; Dr. Ashwini Santosh;** e **Dr. Sudhanva, Dr. Vikram, Dr. Vijaylakshmi; Leitores; Dr. Vishwas Gowda**; Professor Sénior, Departamento de Dentisteria Conservadora e Endodontia, Vokkaligara Sangha Dental College & Hospital, Bangalore, pela sua orientação e apoio incansável.

A minha profunda gratidão aos meus colegas **Dr.Mudita,** Dr.**Ravi e Dr.Amitha** pela sua cooperação e partilha de conhecimentos.

É com imenso prazer que exprimo a minha mais profunda gratidão aos meus pais e ao meu marido. O seu amor, a sua fé, a sua compreensão e o seu sacrifício sem fim levaram-me a trabalhar mais e a realizar os meus sonhos.

Dr. Lipika Jain

Introdução

Os compósitos de resina fotopolimerizável foram introduzidos na medicina dentária de restauração em 1969. A utilização da luz para polimerizar os compósitos deu início a uma era de fixação por comando. Quando a luz irradiava o material de restauração, iniciava-se a presa que é a reação de fotopolimerização das resinas compostas [1]. Os primeiros materiais fotopolimerizáveis eram fotopolimerizados com dispositivos de polimerização de luz ultravioleta (365-400nm), mas devido à sua fraca penetração na estrutura dentária e aos efeitos secundários biológicos, a utilização de luzes ultravioleta foi abandonada. Os desenvolvimentos tecnológicos produziram vários tipos de fontes de polimerização e levaram à introdução de sistemas curados com luz visível. Atualmente, as unidades de fotopolimerização comercialmente disponíveis incluem luzes de halogéneo de quartzo-tungsténio (QTH), luzes de arco de plasma (PAC), laser de árgon e díodo emissor de luz[2].

Com o rápido aumento da procura de materiais de restauração estéticos, as unidades de polimerização com luz visível tornaram-se parte integrante da moderna medicina dentária adesiva. São utilizadas para polimerizar materiais de restauro à base de resina composta, ionómeros de vidro modificados por resina, selantes preventivos de fossas e fissuras, certas bases e revestimentos, materiais de construção de núcleos e materiais de restauro provisórios [3]. O processo parece tão simples, talvez mesmo trivial:

Basta apontar e disparar. O que é que pode ser tão complicado?

No entanto, é muito mais do que apenas apontar e disparar. A fotopolimerização de compósitos à base de resina depende do fornecimento adequado de energia luminosa. A intensidade da irradiação e a sua duração são factores importantes [4]. Assim, trabalhar com materiais à base de resina requer uma compreensão detalhada do processo de cura e também dos factores que podem afetar este processo [5].

Verificou-se que mais de 37% das restaurações de compósito são insuficientemente polimerizadas e, na maioria das vezes, isso deve-se a unidades de polimerização com intensidades inferiores a 300 mW/cm^2. Isto irá diminuir as propriedades físicas e mecânicas, levando à fratura marginal, cáries secundárias e sensibilidade pós-operatória

[6].

A eficácia do procedimento de fotopolimerização depende da potência de saída da luz, bem como do seu espetro de luz e do desenho da ponta. Outros factores como o tempo de exposição, a química da resina , o tipo de fotoiniciador, a localização da restauração, a orientação e o diâmetro da ponta da sonda de luz também são importantes[6]. Como resultado destas caraterísticas heterogéneas, a polimerização com luz mostra diferentes taxas de iniciação e polimerização para a restauração, levando a diferenças nas densidades de reticulação das matrizes poliméricas curadas, o que leva a variações nas propriedades mecânicas finais dos compósitos à base de resina[7].

Os riscos potenciais associados às unidades de fotopolimerização são a queimadura da retina, o avanço da degenerescência macular e os danos na polpa (em cavidades profundas) em resultado da elevada temperatura produzida pelas unidades de fotopolimerização.

Os compósitos à base de resina têm vindo a evoluir para ultrapassar algumas das suas limitações nas suas propriedades, tais como a contração de polimerização, a dureza da superfície e a obtenção de uma maior profundidade de cura, etc. Atualmente, estão disponíveis no mercado materiais compósitos com diferentes fotoiniciadores e protocolos de cura. Por conseguinte, os médicos precisam de compreender os princípios das unidades de fotopolimerização e os vários factores que afectam a fotopolimerização para obterem melhores resultados clínicos.

História

Inicialmente, os RBCs eram activados quimicamente e fornecidos como duas pastas contendo um iniciador de peróxido de benzoílo e um ativador de amina terciária aromática (N, N-dimetil-p-toluidina). Eram preenchidas a granel, com a direção de encolhimento da polimerização para o centro da massa, tinham poros internos que inibiam a polimerização durante a cura, não proporcionavam qualquer controlo do tempo de trabalho, aumentavam o tempo de acabamento e tinham menor estabilidade de cor devido à decomposição das aminas terciárias[8].

1960 -1970

De acordo com Strassler H. E, no início dos anos 60, foram introduzidos os primeiros compósitos de resina fotopolimerizável, o que levou ao desenvolvimento da primeira luz de fotopolimerização[9].

Anos 70 - 80

A primeira luz de polimerização dentária foi desenvolvida comercialmente na década de 1970. Tratava-se do Nuva Light (desenvolvido pela Dentsply/Caulk) que utilizava luz ultra-violeta para curar o material. Este desenvolvimento foi visto como um passo revolucionário na medicina dentária, pois permitia uma "cura a pedido", que era anteriormente impossível de alcançar utilizando os produtos autopolimerizáveis[9].

Este sistema de cura utilizava luz ultravioleta, que colocava vários problemas de segurança e oferecia uma fiabilidade limitada[2]. Estas primeiras luzes de cura tinham uma profundidade de cura limitada devido aos comprimentos de onda mais curtos (10 nm a 380 nm) da energia da radiação UV (ultravioleta)[9].

Em meados e finais da década de 1970, os aparelhos de cura por luz UV foram gradualmente eliminados e substituídos por aparelhos de cura por luz visível[1]. As primeiras unidades de cura por luz visível utilizavam lâmpadas de halogéneo. O seu espetro de radiação é contínuo na gama visível, com uma ampla largura de banda entre 400 e 520 nm[10]. A primeira unidade de cura por luz visível foi desenvolvida pela Imperial Chemical Industries de Inglaterra e comercializada pela Johnson and Johnson sob a marca registada de **sistema FotoFil**[11].

Em 24 de fevereiro de 1976, o Dr. Mohammed Bassoiuny da Turner School of Dentistry, Manchester, colocou a primeira restauração de compósito curado com luz visível no Dr. John Yearn, o então Chefe de Desenvolvimento deste esforço da Imperial Chemical Industries (ICI) de Inglaterra.

Utilizaram lâmpadas de halogéneo de quartzo (QTH) para fotopolimerizar materiais de restauração que utilizavam químicos fotossensíveis no comprimento de onda de 460 nm a 480 nm, normalmente canforoquinona (CQ) para polimerização de compósitos. Este comprimento de onda do espetro de luz visível permitiu uma cura mais penetrante e uma maior energia de luz. Este aumento da energia de fotopolimerização introduziu uma era de propriedades físicas melhoradas nos compósitos à base de resina [12].

No entanto, devido a várias deficiências das lâmpadas de halogéneo, como a produção de calor e o tempo necessário ou a duração da cura, os criadores de dispositivos de fotopolimerização começaram a procurar reduzir o tempo de cura[13].

1980 - 2000

A primeira tentativa de reduzir o tempo de cura foi realizada com lasers de árgon no final da década de 1980. O objetivo destas lâmpadas é aumentar a energia luminosa de saída para uma intensidade que se aproxima dos 800 mW/cm^2 e reduzir o comprimento de onda para cerca de 470 nm[13]

<u>No início da década de 1990</u>

O branqueamento de dentes vitais tornou-se um sucesso da noite para o dia. No entanto, após este tipo de tratamento, os fabricantes não foram capazes de fornecer materiais de restauração estéticos diretos que fossem suficientemente valiosos para combinar com os dentes recém-branqueados. Esta situação surgiu porque o sistema fotoiniciador da altura utilizava a canforoquinona, que é um amarelo canário brilhante e que fotodegrada apenas ligeiramente após exposição num período de tempo clinicamente relevante. Assim, após a polimerização, a restauração tendia a ter uma tonalidade amarela residual.

A fim de fornecer materiais de restauração de elevado valor, os fabricantes recorreram à utilização de outros fotoiniciadores que eram utilizados nas indústrias de revestimento e impressão UV, que tinham uma pequena parte da sua gama de absorção no espetro curto de luz visível. Exemplos de tais compostos são o bis(2,3,6-trimetilbenzoil)-

fenilfosfineóxido (Ciba Specialty Chemicals, Inc.,Basel, Suíça), também conhecido como Irgacure 819, e o óxido de 2,4,6-trimetilbenzoil-difenilfosfina (BASF Corporation,Charlotte, NC), comummente referido como Lucerin®TPO .

Para reduzir o tempo necessário para obter o máximo efeito de branqueamento, os fabricantes de agentes branqueadores preconizavam a exposição das soluções a uma luz intensa, a fim de aquecer os componentes e acelerar a sua decomposição em radicais peróxidos.

Os comprimentos de onda necessários para este processo eram curtos, próximos do violeta e do ultravioleta próximo, bem como na região azul. Assim, para aumentar o efeito do branqueamento dos dentes vitais**, o laser de árgon** foi comercializado primeiro na Europa e ainda hoje é utilizado para este fim.

As unidades de fotopolimerização têm agora uma dupla função: fotoactivar os materiais de restauração à base de resina e fornecer uma fonte de energia para acelerar o branqueamento vital dos dentes[12].

No entanto, o laser de árgon tem várias desvantagens. As próprias unidades de laser são relativamente grandes e caras, custando mais de 6000 dólares; as lâmpadas de substituição também eram caras, custando 2000 dólares[13].

Meados da década de 1990

Os fotopolimerizadores de arco de plasma foram introduzidos em meados de 1990[14] porque os auxiliares dentários estavam proibidos de utilizar o laser de árgon nos EUA. A tecnologia de arco de plasma foi importada da Europa, que já tinha tido um grande sucesso[12].

Estas luzes foram concebidas para serem tão fiáveis como as luzes laser a um custo relativamente mais baixo ($3000-$4000). Ao contrário dos lasers, as fontes de arco de plasma não emitem frequências distintas, mas sim bandas de frequência contínuas[13].

Originalmente concebida na Europa como a unidade Argo HP. O gás utilizado na unidade Argo HP continha árgon e tinha um rendimento extremamente elevado, o que permitia que as exposições de "sub-segundos" em anúncios fossem utilizadas para substituir as exposições convencionais de 40-60 s utilizando a luz QTH.

Em agosto de 1998, a versão americana da luz foi apresentada como Apollo 95e. Esta unidade era bastante pequena e apresentava tempos de exposição adequados de 3 s como sendo equivalentes aos de uma exposição de 40 ou 60 s de uma luz QTH. A unidade oferecia uma variedade de pontas de cura amovíveis na extremidade da guia de luz: pontas de cura: 430nm ou 460nm para a cura da resina e 400-500nm para o branqueamento. As unidades PAC subsequentes superaram muitas das deficiências iniciais do Apollo 95e: saída de banda larga (não exigindo uma ponta de passagem de banda especial), tempos de exposição mais longos e contínuos, e uma tendência geral para fornecer uma cura adequada do compósito utilizando uma única exposição de 10 segundos[12].

A luz QTH estava então a competir com as unidades PAC pela quota de mercado. Para responder ao novo dispositivo de alto rendimento, os fabricantes de luzes QTH utilizaram diferentes mecanismos para aumentar o rendimento global das suas unidades e afirmaram que eram "equivalentes" a uma unidade PAC no que respeita ao desempenho. Em primeiro lugar, estavam disponíveis definições de fonte para "aumentar" a saída de luz para além dos valores normais. Outro mecanismo para aumentar a saída foi o 12

desenvolvimento da "ponta turbo" . Os aparelhos **de QTH** de alta intensidade tiveram melhorias que aumentaram a energia para pelo menos 6.000 mW/cm^2 e, nalguns casos, utilizando pontas turbo especializadas, mais de 1.300 mW/cm^2 [1, 15].

No final da década de 1990

No final da década de 1990, ocorreram mudanças significativas na forma como os compósitos à base de resina eram fotopolimerizados[16]. Mills propôs a utilização de um díodo emissor de luz de estado sólido ou tecnologia LED em 1995 para polimerizar materiais dentários activados por luz para ultrapassar as deficiências das unidades de fotopolimerização de halogéneo visível[17], com a introdução de díodos emissores de luz (LED) que forneciam luz no espetro azul visível com uma gama de 450 nm a 490 nm[1].

Atualmente, a última geração de dispositivos de cura LED fornece saídas de energia consistentes superiores a 1.000 mW/cm^2 [1]. As vantagens da última geração de fotopolimerizadores LED podem incluir: saída de energia luminosa mais elevada e consistente ao longo da vida útil do emissor; caraterísticas leves e sem fios com baterias recarregáveis; dissipador de calor ou ventoinha de arrefecimento mais silenciosa;

espetro de luz mais amplo com vários LEDs para fotopolimerização de compósitos à base de resina com CQ e outros fotoiniciadores; e luz mais útil transmitida em intervalos devido a emissores específicos de comprimento de onda[1].

Sistema de fotopolimerização

A. Sistemas activados por luz ultravioleta (Comprimento de onda - 360-400nm)

Os primeiros sistemas activados por luz, introduzidos em 1970, utilizavam luz UV (cerca de 365nm) através de uma haste de quartzo de uma fonte de mercúrio de alta pressão, que apresentava as vantagens de uma cura rápida; tempo de trabalho indefinido, porque não ocorre presa até que a fonte de luz seja aplicada; e menos resíduos de compósito[18]. A duração típica da exposição era de 20s, mas 60s proporcionavam melhores resultados. O sistema fotoinitrativo baseava-se em compostos do tipo éter de benzoína, que se decompunham em múltiplos radicais, sem necessidade de componentes intermediários[12,19].

As desvantagens dos sistemas activados por luz UV incluem

(1) As unidades de cura requerem um período de aquecimento de 5 minutos,

(2) A profundidade de penetração da luz é de 1 a 2 mm, na melhor das hipóteses,

(3) Manter a luz a 100% de eficiência é difícil, e

(4) A radiação UV pode causar queimaduras na córnea.

Outra dificuldade é o facto de a perda de eficácia dos raios UV não poder ser determinada olhando para a unidade. Assim, um dentista não pode determinar se um compósito está adequadamente polimerizado. O primeiro produto que utiliza luz UV para polimerizar compósitos foi o Sistema Nuva desenvolvido por LD Caulk[18].

B. Sistemas activados por luz visível (Comprimento de onda - 450-480nm)

Nos últimos 25 anos, foram introduzidas muitas resinas compostas curadas com luz visível e unidades de cura[19]. A luz visível tem uma distribuição de comprimentos de onda mais longos do que a ultravioleta.

Tabela 1. Classificação das ondas electromagnéticas

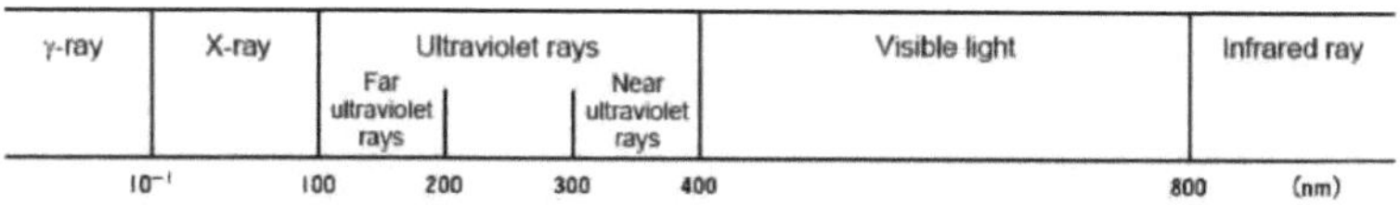

γ-ray	X-ray	Ultraviolet rays Far ultraviolet rays / Near ultraviolet rays	Visible light	Infrared ray

10^{-1} 100 200 300 400 800 (nm)

Caraterística da luz visível

1. Elevada penetrabilidade da luz

A luz visível penetra mais profundamente num material devido ao seu longo comprimento de onda. Assim, é possível obter uma melhor cura de película espessa

2. Nível de energia mais baixo do que o ultravioleta

O nível de energia da luz visível é aproximadamente metade do dos raios ultravioleta, pelo que a cura da resina de cura por luz visível é mais lenta do que a da resina de cura por ultravioleta.

3. Cura superficial deficiente das resinas

O baixo nível de energia da resina de cura por luz visível dificulta que os radicais capturados pelo oxigénio se tornem novamente uma espécie ativa.

4. Seguro para o corpo humano

Tabela 1- Níveis de energia e frequências das ondas electromagnéticas

	Energia (kJ/mol)	Frequência (VsHz)
Feixe eletrónico	Até 10^{6}	Até 2 x 10^{16}
Raios ultravioleta	300 a 600	0,75 a 1,5 x 10^{15}
Luz visível	150 a 300	0,40 a0,75 x 10^{15}
Raio infravermelho	8 a 60	0,20 a 1,50 x 10^{14}

A formulação básica do sistema de fotoiniciação de cura por luz visível consiste em canforoquinona e um co-iniciador de amina terciária e continua a ser a formulação básica mais popular atualmente utilizada[20].

Vantagens[18]:

1. Os materiais podem ser manipulados durante mais tempo e, mesmo assim, têm um tempo de cura mais curto (20-40 segundos ou menos, em comparação com os minutos dos compósitos de cura automática)

2. Acabamento anterior

3. Melhor estabilidade da cor.

4. Sem tempo de aquecimento da lâmpada

5. Menor probabilidade de vazios e de incorporação de bolhas de ar; menor desperdício de materiais

6. Utilização de lâmpadas de halogéneo, que mantêm uma eficiência de luz azul constante durante 100 horas em condições normais de utilização.

Desvantagens[18]**:**

1. Possibilidade de lesões oculares (queimaduras da retina com sistemas de luz visível)

2. Uma profundidade máxima de penetração da luz de cerca de 3 mm

3. Geração de calor que pode danificar a pasta

4. Os elevados custos de aquisição e manutenção das lâmpadas de cura.

5. Nos sistemas que utilizam feixes de fibra ótica flexíveis, é difícil manter a eficiência do cabo de luz, o que pode resultar numa profundidade de cura menos eficaz.

Mecanismo de polimerização de compósito curado com luz visível

A polimerização da resina é caracterizada por três processos: iniciação, propagação e terminação[18].

Os sistemas de iniciação iniciam o processo de polimerização através da formação de um radical livre, um composto com um eletrão reativo não emparelhado. Quando um radical livre colide com uma ligação dupla de carbono (C=C) no monómero da resina, o radical livre emparelha-se com um dos electrões da ligação dupla, convertendo o outro membro do par num radical livre, e assim a reação continua.

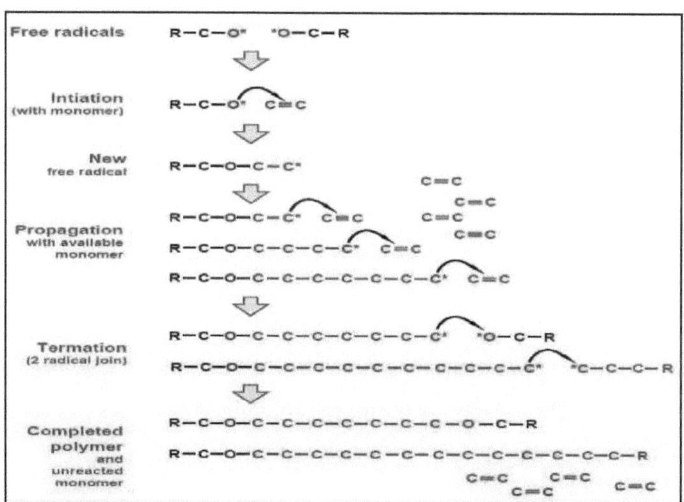

Figura 1- A reação em cadeia de um radical livre que continua o processo de polimerização. Cortesia *de Harry F. Albers*

A geração de radicais livres é provocada no sistema de fotopolimerização da seguinte forma:

- Uma fonte de luz de 468 nm (±20) excita a canforoquinona (foto-iniciador) ou outra dicetona num estado tripleto que interage com uma amina terciária não aromática (referida como alifática), como o metacrilato de N,N-dimetilaminoetilo (ativador de amina).

- A canforoquinona, juntamente com a amina terciária, inicia uma reação de radical livre. Alguns fabricantes utilizam uma amina aromática por ser mais reactiva e permitir a utilização de menos canforoquinona. . Esta combinação resulta num clareamento menos profundo da quinona e nas alterações de cor resultantes durante a polimerização [18]

Este processo inicia a polimerização inicial. Esta é completada pela reação de escuridão, que começa quando a luz é desligada e continua durante cerca de 20 a 24 horas[21]

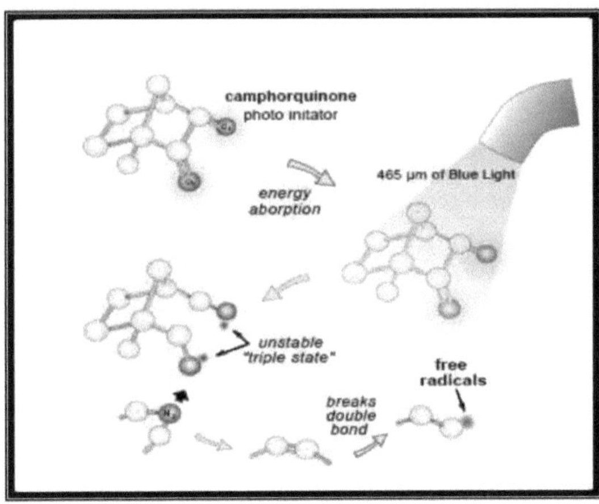

Figura 2 - Formação do radical livre da canforoquinona. Cortesia de Harry F. Albers

O processo de polimerização dura até que a maioria dos monómeros livres de uma resina seja polimerizada. A quantidade de monómero convertido em copolímero é designada por taxa de conversão. Alguns sistemas de iniciação têm um grau de conversão mais elevado do que outros[18].

Unidade de fotopolimerização

As unidades de fotopolimerização são dispositivos portáteis com uma **fonte de luz** e um **guia de luz**. Uma unidade de fotopolimerização com uma saída de luz mínima de 550 lux é considerada adequada para utilização dentária[8]. De acordo com a norma ISO, o comprimento de onda da luz irradiada deve situar-se no intervalo 400-510 nm e é necessária uma densidade de energia mínima de 300 mW/cm[221]. O espetro de luz utilizado com materiais compósitos dentários fotopolimerizáveis varia entre cerca de 380 nm e 500 nm, sendo a canforoquinona o iniciador fotoabsorvente mais comum [6].

Estão disponíveis comercialmente várias unidades de fotopolimerização pertencentes a diferentes gerações[8]. As unidades de polimerização diferem na profundidade de polimerização, no diâmetro de polimerização, no número de acessórios disponíveis e na geração de calor[18].

A unidade de cura utiliza diferentes tipos de fontes de luz, tais como lâmpadas de halogéneo, LED, arco de plasma, laser de árgon. Estas fontes de luz produzem um espetro específico de luz com uma largura de banda de comprimentos de onda utilizáveis de aproximadamente 400 a 500 nm. Para a maioria dos compósitos, 470 nm é o comprimento de onda ótimo para a polimerização, mas isto depende dos fotoiniciadores utilizados na resina. Nenhum dispositivo de polimerização pode polimerizar todas as resinas compostas. Isto é particularmente verdade no caso dos lasers de árgon, porque o seu espetro de comprimento de onda é tão estreito que pode não incluir o comprimento de onda ótimo para algumas resinas [18].

Algumas unidades de cura contêm melhores filtros e guias de luz do que outras. As unidades com filtros de má qualidade permitem que a energia de maior comprimento de onda passe através do guia, resultando em temperaturas mais elevadas na ponta de cura ou numa saída de luz azul inadequada[18].

A luz da ponta de cura deve ser uniforme em intensidade e comprimento de onda para reduzir o stress interno durante o processo de polimerização e para proporcionar uma estabilidade óptima à resina curada. Estes factores são responsáveis pelas diferenças na capacidade de cura entre unidades que utilizam uma fonte de luz semelhante. Estudos mostram que estas diferenças podem ser grandes - até 50% nas medições de profundidade de cura[23], mesmo entre unidades idênticas feitas pelo mesmo fabricante[18].

Requisitos ideais para a luz de cura[9]

- Amplo espetro de emissão
- Intensidade luminosa suficiente
- A luz precisa de ser colimada, o que é fundamental para focar a luz a distâncias maiores
- Perda mínima de energia com a distância
- Múltiplos modos de cura
- Duração suficiente para vários ciclos de cura
- Durabilidade
- Grande área de cura
- Facilmente reparável.

Os dispositivos de fotopolimerização podem ser classificados como intra-orais ou extra-orais

O aparelho de fotopolimerização intra-oral é utilizado clinicamente e pode ser de quatro tipos básicos:

a) Tipo varinha - Neste caso, a lâmpada encontra-se numa unidade remota ligada à varinha através de um cabo de fibra ótica.

b) Tipo de pistola - Neste caso, a lâmpada está na pistola com uma sonda de quartzo fundido

c) Sem fios - Esta unidade funciona a pilhas, não tem uma unidade de base e todos os componentes estão incluídos na pistola.

Tipos de fotopolimerizadores

Existem basicamente três tipos de unidades de cura por luz visível

1. Unidade de bancada

2. Tipo de arma Unidade

3. Unidades de fixação de peças de mão de fibra ótica.

Unidades de bancada

A unidade de bancada contém todas as peças funcionais numa caixa. Um cabo de fibra ótica ou cheio de líquido transporta a luz da caixa para os doentes. Algumas destas unidades têm um interrutor de controlo na extremidade do cabo, para que o operador não tenha de sair do campo operatório para ativar a fonte de luz.

A vantagem das unidades de bancada é que o ventilador e a parte de trabalho da unidade estão fora do campo de operação e que são geralmente mais baratas do que outros modelos.

A desvantagem é que muitas unidades não têm um interrutor na extremidade do cabo e muitos modelos não têm pontas de cura de diâmetro largo. Além disso, muitas unidades de bancada têm cabos de fibra ótica que precisam de ser substituídos periodicamente devido à avaria do feixe de fibra ótica[18].

Unidades de tipo de arma

O segundo tipo de unidade de cura por luz visível tem a sua fonte de luz num punho de pistola. A luz passa através de um pequeno cabo de fibra ótica ou de uma barra de vidro que forma o cano da pistola. Geralmente, estas unidades estão ligadas a uma unidade adicional de mesa ou de parede que contém os transformadores necessários para o funcionamento da luz.

Este tipo de unidade é ativado no local do operador. Têm tipicamente grandes diâmetros de cura com boa intensidade e são geralmente pequenas e facilmente transportáveis. As unidades do tipo pistola não têm cabos de fibra ótica para serem substituídos, uma vez que os canos das pistolas são normalmente inflexíveis. A desvantagem das unidades do tipo pistola é a ventoinha no punho, que pode ser ruidosa. Ficam quentes com uma utilização prolongada. A pistola é volumosa e pesada (mais volumosa do que as extremidades dos cabos de fibra ótica) e as unidades são de custo mais elevado[18].

Acessório de cura de peça de mão de fibra ótica

O terceiro tipo, o acessório de cura de peça de mão de fibra ótica, geralmente adaptado às fontes de luz de peça de mão de fibra ótica existentes. As unidades de fixação têm pontas de cura que são normalmente mais pequenas mas semelhantes às das unidades de bancada. Algumas destas unidades geram um calor considerável, devido a filtros de luz azul ineficientes ou em falta. Estas unidades são menos dispendiosas, especialmente se a peça de mão de fibra ótica já estiver instalada. São pequenas e não necessitam de espaço no balcão.

As suas desvantagens incluem, geralmente, um diâmetro de cura mais pequeno, uma fonte de luz menos intensa, a libertação de calor excessivo (algumas unidades) e a substituição periódica dos cabos de fibra ótica[18].

Lâmpadas de cura / Fonte de luz

Existem quatro tipos principais de fontes de luz que foram desenvolvidas para utilização na polimerização de materiais dentários fotopolimerizáveis.

1. Halogéneo de tungsténio de quartzo (QTH)
2. Fotopolimerizadores a laser de árgon.
3. PAC - Fotopolimerizadores de arco de plasma
4. Luzes QTH de alta intensidade
5. LED - Luz de cura por díodo emissor de luz

Halogéneo de tungsténio de quartzo (QTH)

Os dispositivos de halogéneo de tungsténio de quartzo são as unidades de fotopolimerização mais utilizadas e contêm uma lâmpada de quartzo com um filamento de tungsténio num ambiente de halogéneo. As lâmpadas de cura QTH funcionam com comprimentos de onda de 400 nm a 500 nm, com uma potência que varia entre 400 mW/cm^2 e 800 mW/cm^2 [8]. Todos os materiais compósitos podem ser curados em 20 a 40 segundos[2].

Muitas lâmpadas de cura de halogéneo utilizam uma lâmpada de 50 a 100 watts para produzir 500 mW de luz[18]. Uma corrente eléctrica aquece o tungsténio a 2727°C, criando luz visível e radiação infravermelha, que é absorvida pelo compósito e resulta em grande vibração molecular e geração de calor[23].

As unidades irradiam luz branca e UV que deve ser filtrada para remover o calor e transmitir luz apenas na região azul-violeta do espetro (370 nm a 550nm) que corresponde à gama de fotoabsorção da CQ[8]. Esta abordagem permite obter uma taxa de eficácia de apenas 0,5% da luz total adequada para a cura; os restantes 99,5% da energia são simplesmente libertados sob a forma de calor [18].

Para minimizar o aquecimento, são inseridos filtros passa-banda de UV e infravermelhos imediatamente antes de o sistema de fibra ótica ser utilizado. O filtro pode acumular poeira, rachar ou delaminar, o que pode alterar os comprimentos de onda da luz transmitida, permitindo a emissão de raios UV nocivos. Os filtros cor de laranja são muito utilizados porque são complementares ao azul e absorvem a radiação azul

É utilizado um pequeno ventilador para dissipar o calor indesejado dos filtros e do refletor[25], que pode ser ruidoso e resultar numa armadilha de carga biológica[6].

O tipo mais comum de unidade de fotopolimerização QTH é o tipo pistola. Estão disponíveis nos modos de cura contínua, por fases ou em rampa[8].

PEÇAS E ACESSÓRIOS

A) A fonte de luz (lâmpada) -

A fonte de luz está geralmente alojada na pistola. É utilizada uma variedade de lâmpadas de halogéneo reflectoras parabólicas normais. Atualmente, são utilizadas lâmpadas especializadas, como as de 14 volts e 35 watts, que produzem mais luz com menos calor, são mais eficientes e têm uma vida útil mais longa. As lâmpadas defeituosas com reflectores danificados devido ao calor ou ao envelhecimento são susceptíveis de produzir menos luz e provocar uma cura incompleta do material compósito [21].

B) O filtro -

A luz visível na gama de 460-470 nm é obtida através de um filtro com revestimento especial que também corta os comprimentos de onda ultravioleta (UV) e infravermelhos nocivos da lâmpada. Um filtro danificado (com fissuras devido a calor excessivo ou onde o revestimento tenha sido arrancado ou o vidro esteja rachado) pode causar danos graves na polpa, levando à hipersensibilidade dos dentes devido ao sobreaquecimento. Por isso, o filtro é o componente mais importante da LCU [21].

C) O guia da fibra ótica

D) Ventilador

E) A vida útil total da lâmpada, a intensidade da luz e a segurança contra a acumulação de calor são asseguradas por uma ventoinha de exaustão silenciosa e potente que extrai e expulsa o calor da lâmpada, que está envolvida num invólucro metálico que também funciona como dissipador de calor [21].

A UNIDADE DE CONTROLO

Este está ligado à pistola por um cabo/cartão elétrico e é composto por -

(a) Um transformador: (de 220/110 volts AC a 12/14 volts DC) com circuitos de regulação de tensão e de supressão de picos de corrente para uma intensidade luminosa elevada e constante e para a segurança das lâmpadas.

(b) Unidade de temporizador audível: Com um temporizador variável de reinicialização automática ativado pelo interrutor de disparo da pistola, para proporcionar um tempo de cura preciso e

21

(c) Um fusível de vidro com caixa externa para proteção contra sobrecargas

A lâmpada QTH tem um tempo de vida limitado de 50 a 100 horas, com a subsequente degradação da lâmpada, do refletor e do filtro causada pela elevada temperatura de funcionamento e pela considerável quantidade de calor produzida durante os ciclos de funcionamento. O envelhecimento dos componentes provoca uma redução da eficiência de cura ao longo do tempo[(25.).]

Foi demonstrado que as luzes de polimerização QTH produzem a menor quantidade de monómero residual nos RBCs[26].

<u>Desvantagens[8]</u>

a) Têm um tempo de cura mais lento (cerca de 15 a 20 segundos).

b) As unidades são relativamente grandes e pesadas.

c) As luzes (lâmpadas) diminuem o seu rendimento com o tempo, pelo que necessitam de ser substituídas com frequência.

d) Têm um baixo rendimento energético e geram temperaturas elevadas.

e) Requerem um filtro e uma ventoinha de ventilação

Laser de iões de árgon

As lâmpadas laser são lâmpadas de alta intensidade baseadas no princípio do laser. O primeiro laser, um laser de rubi pulsado, foi desenvolvido por Theodore H. Maiman em 1960. Desde essa altura, o interesse dos dentistas pelos lasers tem sido grande e a investigação tem continuado a investigar formas de melhorar o tratamento dentário através da aplicação do laser[27].

A utilização do laser de árgon para fotopolimerizar acrílicos começou na indústria de revestimentos[11]. No início dos anos 80, o laser de árgon foi utilizado para a fotopolimerização de materiais restauradores de resina composta, porque o comprimento de onda (488 nm) da luz emitida pelo laser de árgon é ótimo para o início da polimerização das resinas compostas[28]. O laser de iões de árgon foi comercializado pela primeira vez para aumentar os efeitos do branqueamento de dentes vitais na Europa, e ainda é utilizado para o branqueamento de dentes vitais[29].

A caraterística do laser de árgon é que é monocromático e emite luz numa banda estreita de comprimentos de onda no espetro azul-verde (457,9 a 514,5 nm), em comparação com a luz de cura convencional que emite um espetro policromático de luz azul, tornando-o assim ideal para polimerizar materiais activados por luz [30].

As outras caraterísticas são :

1. Não necessita de filtros
2. Requer tempos de exposição mais curtos para a cura de hemácias.
3. Os fotões laser viajam "em fase" (ou seja, são coerentes) e são colimados de forma a viajarem na mesma direção, pelo que não há perda de potência à distância, como se vê em unidades QTH[3,30].

Funcionam com larguras de banda específicas de luz nas gamas de 454 nm a 466 nm, 472 nm a 497 nm e 514 nm[8].

O fornecimento inicial de energia do laser ao dente era feito diretamente através da extremidade de um cabo de fibra ótica. Entretanto, devido à natureza divergente dessa radiação, outros métodos foram desenvolvidos na tentativa de se obter um feixe bastante colimado de energia coerente, cuja potência alvo não estivesse relacionada à distância ponta-dente, como acontecia com os guias de luz QTH convencionais[11].

Inicialmente, o tamanho e a área de implantação da unidade eram muito grandes. Com o passar do tempo, a unidade tornou-se muito mais pequena e cabia facilmente numa sala de operações. Mas, devido ao seu peso, tinha de ser colocada num carrinho. Além disso, devido ao elevado custo (perto de 5000 dólares) de uma unidade típica e às elevadas temperaturas da sala resultantes da utilização do dispositivo, este sistema de cura tornou-se obsoleto num curto espaço de tempo[11].

Vantagens:

1. As fontes unitárias são utilizadas porque um laser é um feixe estreito de luz coerente, não ocorrendo perda de potência à distância, como se verifica nas unidades QTH[31].

2. Foi demonstrado que os dispositivos laser produzem uma maior profundidade de cura para os compósitos à base de resina[27].

3. A resina composta curada a laser tem propriedades físicas melhoradas, tais como maior resistência à compressão, resistência à tração diametral, resistência à flexão transversal e módulo de flexão[32,33].

4. A polimerização com laser de árgon demonstrou o potencial para melhorar a resistência ao cisalhamento tanto no esmalte como na dentina[34,35].

Verificou-se que as resistências das colagens curadas com laser não diminuíram, enquanto que houve uma diminuição significativa das resistências das colagens curadas com halogéneo a distâncias superiores a 0,5 mm, e também que o laser necessitou de menos tempo para atingir uma polimerização equivalente ou superior do material de restauração[27].

Desvantagens[8]:

1. A profundidade de cura é limitada a 1,5 mm a 2 mm.

2. A ponta de polimerização é pequena, pelo que é necessário mais tempo para polimerizar os RBCs.

3. Têm saídas espectrais estreitas.

4. Tamanho e peso da unidade

5. Geração de calor

6. Risco para os tecidos circundantes

7. São caros.

Riscos biológicos

A luz de comprimento de onda curto é mais energética do que a luz de comprimento de onda longo. O feixe laser de árgon situa-se no espetro da luz azul de comprimento de onda curto, que tem os fotões de energia mais elevada de todos os comprimentos de onda da luz visível. O seu nível de energia é apenas ligeiramente inferior ao da luz ultravioleta[27]. Por conseguinte, deve ter-se o máximo cuidado para evitar a exposição direta dos olhos do doente, uma vez que a exposição pode resultar em danos visuais imediatos. Além disso, a exposição indireta por reflexão também pode prejudicar os olhos do operador durante um certo período de tempo [36].

Avanços no laser de árgon

O "laser de árgon pulsado" pode ser uma solução para o problema do encolhimento. A interrupção pulsante ou periódica do feixe pode ser controlada com precisão por um díodo emissor de luz em nanossegundos. A teoria é que a interrupção do feixe permite que o material alvo arrefeça entre os impulsos do laser, evitando assim o sobreaquecimento[27].

Os lasers de árgon atualmente disponíveis no mercado são as séries HGM dental 200,300 e 400 (HGM Medical Laser Systems, Salt Lake, UT). Os lasers de árgon estão disponíveis apenas em comprimentos de onda de 488nm para fins de cura e branqueamento dentário[9].

Foi introduzido um outro laser, denominado laser de estado sólido bombeado por díodo (DPSS) (473 nm), e o seu efeito no grau de conversão foi testado. Um estudo demonstrou que estas unidades produzem uma polimerização e uma mudança de cor melhores ou semelhantes às dos dispositivos QTH e LED, e possuem um elevado potencial para serem uma alternativa aos outros sistemas de fotopolimerização. Estes dispositivos não estão disponíveis comercialmente. Assim, estas unidades baseadas em laser são promissoras como fotopolimerizadores para compósitos à base de resina; a sua utilização ainda é uma ideia amplamente aceite em ambientes clínicos[37,38].

Aplicação clínica:

O laser de árgon é útil em restaurações de compósito de classe II, não só devido à diminuição do tempo de polimerização necessário, mas também porque a fibra pequena permite um acesso fácil da luz de polimerização à área da caixa interproximal e proporciona resultados altamente satisfatórios para as restaurações concluídas. Uma das principais limitações das lâmpadas de arco e laser é o facto de terem uma guia de luz estreita (ou tamanho do ponto). Isto requer que o clínico sobreponha os ciclos de polimerização se a restauração for maior do que a ponta de polimerização[39].

Os lasers de iões de árgon que operam com 250 ± 50 mW/cm^2 durante 10 segundos conseguem uma melhor polimerização dos materiais de restauração activados por luz num período de tempo mais curto, resultando em propriedades físicas iguais ou mesmo superiores em comparação com os sistemas QTH convencionais[40]. Por outro lado, a geração de calor durante a polimerização, combinada com tensões de contração iniciais consideravelmente elevadas, tem sido considerada problemática[25].

Em comparação com o QTH, os lasers de iões de árgon obtêm taxas de conversão e profundidades de polimerização mais elevadas. Em geral, a literatura na área reflecte uma forte divergência de opiniões sobre muitos aspectos da eficiência da polimerização por laser em comparação com a polimerização por luz convencional[27]. Vários estudos analisaram as propriedades físicas da resina composta polimerizada com laser de árgon versus uma luz visível convencional. Um estudo mostrou que 5 segundos de exposição ao laser de árgon criaram um compósito com maior resistência à compressão do que 20 segundos de luz de cura visível. Mostrou também que, com menos 75% de tempo, o laser de árgon podia produzir resultados iguais ou melhores do que a luz de halogéneo convencional.

Outros estudos mostraram os efeitos positivos do laser de árgon, em comparação com a luz de halogéneo[30]:

1. A dureza,
2. Resistência à tração diametral, resistência à flexão transversal e resistência à compressão,
3. A profundidade de cura, e
4. Redução do monómero residual dos compósitos.

Luzes de arco de plasma

Estas luzes foram introduzidas na profissão dentária com a alegação de que iriam minimizar os tempos de polimerização sem afetar as propriedades mecânicas dos materiais polimerizados[41].

As lâmpadas de cura por arco de plasma emitem luz visível a intensidades mais elevadas, têm uma elevada produção de energia e um tempo de cura curto (fontes de luz intensas - plasma contendo lâmpadas fluorescentes)[39,42]. Uma exposição de 10 segundos de uma luz PAC é equivalente a 40 segundos de uma luz QTH[42].

A luz é obtida a partir de um gás condutor de eletricidade (xénon), denominado plasma, que se forma entre dois eléctrodos de tungsténio sob pressão[8]. A fonte é constituída por dois eléctrodos de tungsténio separados por uma pequena distância, encerrados numa câmara de alta pressão cheia de gás, com uma janela de safira sintética através da qual a emissão luminosa foi dirigida por uma superfície reflectora parabólica [43]. Entre os dois eléctrodos desenvolve-se um elevado potencial elétrico, que forma uma faísca, ionizando o gás e criando uma via condutora (plasma) entre os eléctrodos. Uma vez estabelecida a faísca inicial, a eletrónica ajusta então a corrente de funcionamento para manter a produção de luz através de uma variedade de sistemas sofisticados de feedback [44].

2 As unidades PAC produzem normalmente uma densidade de potência superior a 2000 mW/cm [41]. O espetro de luz fornecido pelo plasma é limitado. Estes sistemas funcionam com comprimentos de onda entre 370 nm e 450 nm ou entre 430 nm e 500 nm [8].

As lâmpadas de arco de plasma (xénon de arco curto) utilizadas para a cura por energia pulsada têm normalmente um tamanho de ponto de 5 mm e uma ampla largura de banda que abrange 380 a 500 nm. Trata-se de uma fonte de energia luminosa extremamente potente que requer um tempo de espera (mínimo de 10 segundos) após cada utilização para permitir a recuperação da unidade [18].

As luzes PAC utilizam um guia de luz líquido para reduzir os níveis de radiação infravermelha e ultravioleta. O comprimento de onda da luz de alta intensidade emitida é determinado pelo material de revestimento da lâmpada e filtrado para minimizar a transmissão de energia infravermelha e UV e para permitir a emissão de luz azul (400 nm a 500 nm). Isto também ajuda a eliminar o calor do sistema.

Uma vez que está disponível uma luz de alta intensidade em comprimentos de onda mais baixos, estas unidades são capazes de curar compósitos com outros foto-iniciadores que não a canforoquinona. A eficiência clínica comparativa das luzes PAC depende largamente do tipo de foto-iniciador utilizado[8].

Desvantagens[8]:

1. A produção de calor deve ser controlada.
2. São caros.
3. A substituição da lâmpada é dispendiosa.
4. A maioria dos dispositivos é grande, pesada e volumosa.
5. Têm um desempenho de baixo consumo energético.
6. São necessários filtros e uma ventoinha de ventilação.

Os compósitos à base de resina curados com uma unidade PAC mostraram maior contração de polimerização do que com unidades QTH[45]. Apesar da cura rápida, uma lâmpada de xénon produz contração marginal com agentes de ligação à dentina. Os valores de dureza dos espécimes de compósito à base de resina curados pelas unidades PAC demonstraram ser significativamente mais baixos do que os das unidades LED e QTH[46]. O tempo recomendado de 3 segundos para as unidades PAC é inadequado e deve ser duplicado para obter propriedades mecânicas óptimas do compósito à base de resina. Deve ser seguida uma técnica incremental de 2 mm. Estas unidades, quando utilizadas em combinação com as unidades QTH, demonstraram fornecer valores de resistência de ligação mais elevados para os agentes de ligação à dentina. Os dispositivos são mais adequados para a cimentação de bandas e brackets ortodônticos[8].

Luzes QTH de alta intensidade

A luz QTH estava então a competir com as unidades PAC pela quota de mercado. Para responder ao novo dispositivo de alto rendimento, os fabricantes de luzes QTH utilizaram diferentes mecanismos para aumentar o rendimento global das suas unidades e afirmaram que eram "equivalentes" a uma unidade PAC no que respeita ao desempenho.

1. As definições da fonte estavam disponíveis para "aumentar" a saída de luz para além dos valores normais. Este mecanismo apenas conduzia o filamento a uma tensão mais elevada, excedendo os valores de tolerância aceites pelo fabricante da lâmpada. A configuração desses modos de saída era feita para 10s, pois exposições mais longas degradariam a vida útil da fonte.

2. Outro mecanismo para aumentar o rendimento foi o desenvolvimento da "ponta turbo". Este dispositivo era um feixe de fibras de vidro rígido, mas as fibras individuais foram estiradas a quente, de modo a que o diâmetro do feixe fosse mais pequeno na extremidade emissora distal do que na extremidade recetora proximal da guia. Desta forma, a mesma quantidade de energia estava presente em ambas as extremidades, mas era distribuída por uma área muito mais pequena na extremidade emissora, resultando num aumento de cerca de 1,6 vezes na irradiância.

Este tipo de ponta ainda é utilizado em unidades LED contemporâneas para ajudar a aumentar os valores de rendimento global. No entanto, mesmo com estas duas caraterísticas em funcionamento, o rendimento do QTH não correspondia ao da luz PAC típica do dia[12]. Até à data, os estudos in vitro sobre o desempenho destas unidades fotopolimerizadoras apresentam dados contraditórios. A dureza dos espécimes de RBC (2 mm) obtidos após a cura com algumas destas luzes de alta intensidade é semelhante à das luzes de cura convencionais QTH e LED.[8] No entanto, outras unidades mostraram uma maior contração da polimerização e uma cura menos eficaz do RBC do que com as unidades QTH convencionais[16]. Assim, é necessária mais investigação para identificar o seu potencial na prática dentária[8].

Díodo emissor de luz

Os díodos emissores de luz são dispositivos fotónicos baseados em semicondutores nos quais as partículas elementares da luz (fotões) desempenham o papel principal. Os LEDs convertem energia eléctrica em radiação ótica. Este fenómeno é designado por eletroluminescência e foi descoberto em 1907 no semicondutor natural carboneto de silício. Para ultrapassar as deficiências das unidades de polimerização por luz de halogéneo, Mills propôs a utilização de uma tecnologia de díodos emissores de luz (LED) de estado sólido em 1995 para polimerizar materiais dentários activados por luz[4].

Evolução do LED

Há 50 anos, em 1962, Holonyak e Bevacqua relataram a emissão de luz visível coerente a partir de junções GaAsP. Este acontecimento pode ser considerado como o nascimento dos LEDs que emitem luz visível.

O primeiro LED GaAsP de luz visível emitia luz vermelha e tinha uma eficácia luminosa de 1,5 lúmens por Watt de consumo de energia eléctrica (lm W ^{1}). No início e em meados da década de 1980, estes tipos de LED foram complementados por 47

tipos verde (GaP:N) e amarelo (GaAsP:N), respetivamente

Os LED azuis com um comprimento de onda de emissão adequado estavam disponíveis desde 1971; contudo, a sua potência de emissão era demasiado pequena para ser utilizada em tempos de exposição clinicamente relevantes. Em 1994, Nakamura, da Nichia Corporation, Japão, introduziu LEDs GaN azuis de alta intensidade com um pico de emissão de cerca de 465 nm. A partir dessa altura, iniciou-se o desenvolvimento e a exploração científica da fotopolimerização por LED de biomateriais orais[47].

O primeiro artigo científico revisto por pares, publicado numa revista internacional, que apresentava dados sobre a fotopolimerização de três compósitos dentários contemporâneos com um fotopolimerizador LED, foi publicado alguns anos mais tarde. Neste artigo, foi testada a hipótese de que uma unidade de fotopolimerização com luz LED azul pode produzir uma profundidade de cura do compósito igual à de uma unidade de fotopolimerização com luz QTH ajustada para dar a irradiância mínima efectiva aceite na altura: 300 mW cm 2. Este trabalho é um marco na história da fotopolimerização com LEDs[48].

Foi apenas no ano 2000 que a primeira unidade comercial de fotopolimerização por LED ficou disponível: **a unidade de fotopolimerização por LED LuxOMax** era uma caneta grande, sem fio e alimentada por bateria, que utilizava 7 LEDs discretos. O dispositivo tinha uma guia de luz de fibra de vidro fundida cónica para concentrar a saída de luz na ponta. A irradiância da unidade mediu 116 mW cm-2. Os LEDs azuis discretos são dispositivos de chip único, encapsulados em resina epóxi, com orifício de passagem, das versões padrão T-1 (LED de 3 mm de diâmetro) ou T-1 3/4 (LED de 5 mm de diâmetro).

O aumento da eficiência quântica externa dos LEDs tem uma vantagem para os projectistas de unidades comerciais de fotopolimerização LED. Uma vez que uma maior proporção da energia eléctrica que conduz o LED é convertida em energia luminosa emitida, os requisitos de dissipação de calor dos LEDs tornam-se menos exigentes. Este aspeto é importante, uma vez que menores necessidades de dissipação de calor significam uma potencial redução do tamanho, peso e custo das unidades comerciais de fotopolimerização por LED [47].

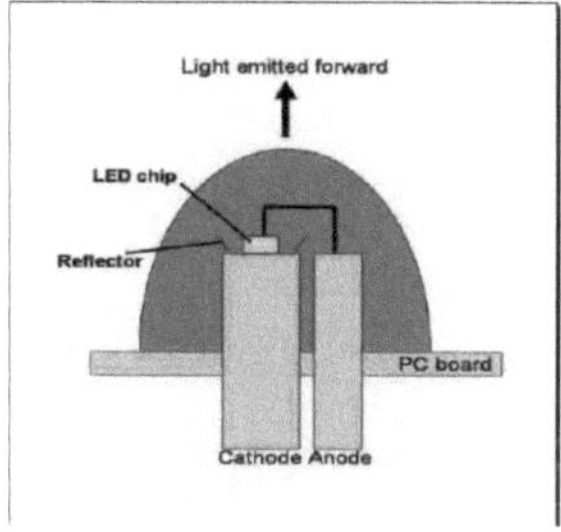

Figura 3- Diagrama de lâmpadas LED de estilo antigo (Courtesey-Kramer 2008)

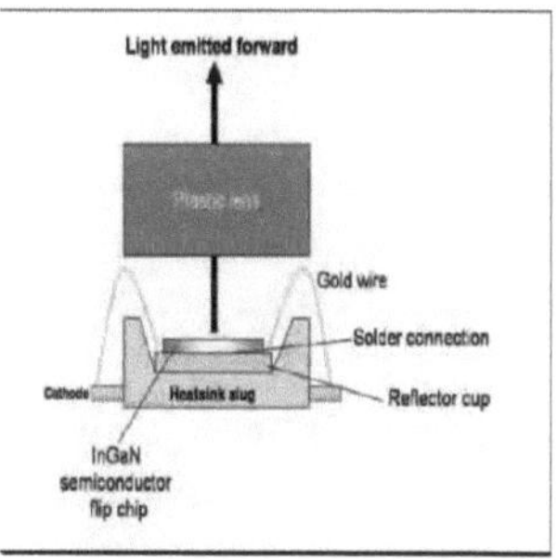

Figura 4-Diagrama das recentes lâmpadas LED convencionais de alta potência. (Cortesia - Kramer 2008)

Física básica e tecnologia dos LEDs

O LED é um díodo com semicondutores extrínsecos dopados com p e n que estão ligados por uma junção (junção p-n). Os LEDs emitem luz em condições de polarização direta. Para compreender isto, é necessário considerar os estados de energia dos electrões no semicondutor. Através da interação mecânica quântica de um grande número de átomos ($=10^{25}$) e de electrões no estado sólido, estes podem dividir-se em estados electrónicos muito espaçados, designados por bandas de energia eletrónica, ou seja, uma banda de energia de valência (que está associada à energia mais elevada, ocupada por electrões a 0 K) e uma banda de condução (que é uma banda com a energia eletrónica imediatamente superior). As bandas de valência e de condução estão separadas por um intervalo de banda para o qual a equação de Schrodinger não tem solução, ou seja, não são permitidos electrões neste intervalo de banda em circunstâncias normais.

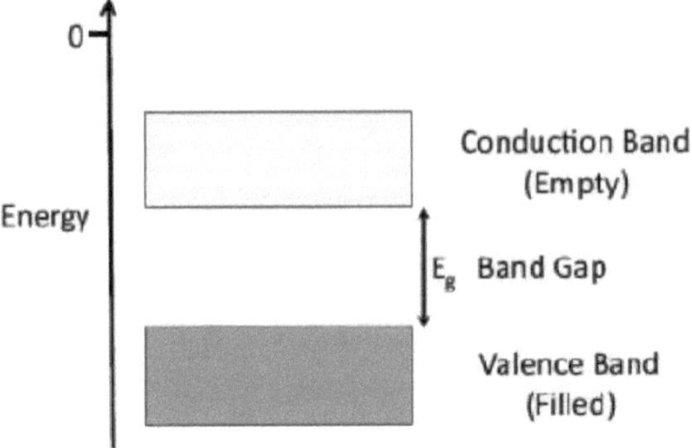

Figura 5 - Estrutura de energia de banda de um semicondutor intrínseco típico a 0 K. A banda de valência está cheia de electrões e a banda de condução está vazia. Ambas as bandas estão separadas por um intervalo de energia de banda (normalmente <2 eV). No caso dos semicondutores extrínsecos (dopados), existem estados dadores imediatamente abaixo da parte inferior da banda de condução (semicondutores extrínsecos do tipo n) ou estados aceitadores imediatamente acima da parte superior da banda de valência (semicondutores extrínsecos do tipo p), pelo que a condutividade dos semicondutores extrínsecos é superior à condutividade dos semicondutores intrínsecos

(Adaptado de *Klaus D. Jandt, Robin W. Mills.* Uma breve história da fotopolimerização LED. Dental Materials 2013;29: 605-617)

A dopagem de um semicondutor com átomos do grupo VA da tabela periódica cria semicondutores extrínsecos do tipo n, ao passo que a dopagem com átomos do grupo IIIA da tabela periódica cria semicondutores extrínsecos do tipo p. A primeira leva a novos estados, chamados dadores de electrões, no intervalo de banda imediatamente abaixo da banda de condução, enquanto a segunda leva a estados aceitadores de electrões no intervalo de banda imediatamente acima da banda de valência.

Nos LEDs, os electrões e os buracos (também chamados electrões de defeito) contribuem para a corrente eléctrica. Numa condição de polarização para a frente (os electrões entram no lado do semicondutor dopado com p e saem através da camada dopada com n), os electrões e os buracos recombinam-se perto da junção p-n do díodo e emitem fotões. Uma pequena lente de polímero em frente à junção p-n colima parcialmente a luz.

A frequência da emissão de fotões é controlada pela química da composição dos materiais dopados com p e n. A largura do intervalo de banda é fixa para um semicondutor específico e determina o comprimento de onda do fotão emitido e, por conseguinte, a cor da luz gerada, o que conduz ao espetro estreito de emissão de luz caraterístico dos LED. Por exemplo, uma transição de electrões com um intervalo de banda relativamente largo resulta na emissão de luz azul, enquanto uma transição de electrões com um intervalo de banda estreito resulta na emissão de luz vermelha dos LED. Nos LED, existe um intervalo de banda direto, que influencia a capacidade de emissão de fotões através de transições diretas entre a banda de condução e a banda de valência[47].

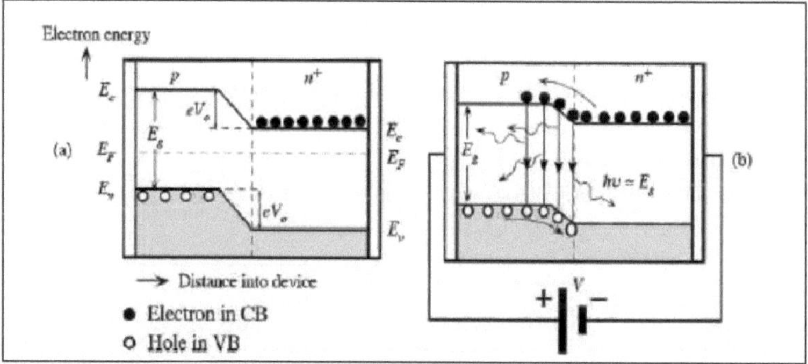

Figura 6- (a) Diagrama de bandas de energia de uma junção pn+ (fortemente dopada com o tipo n) sem qualquer polarização. O potencial incorporado *V0* impede que os electrões se difundam do lado n+ para o lado p. (b) A polarização aplicada reduz *V0* e permite assim que os electrões se difundam ou sejam injectados no lado p. A recombinação em torno da junção e dentro do comprimento de difusão dos electrões no lado p leva à emissão de fotões. Cortesia do Professor S. Kasap, Universidade de Saskatchewan, Canadá.

A emissão espetral do LED azul de nitreto de gálio cobre o espetro de absorção da canforoquinona, pelo que não são necessários filtros nas unidades de cura por luz LED. Os LEDs têm uma vida útil de mais de 10 000 horas e sofrem pouca degradação da produção ao longo do tempo. Os LEDs são resistentes a choques e vibrações e consomem pouca energia durante o funcionamento [25].

Vantagens do LED

Os LEDs têm uma série de vantagens intrínsecas que os tornam ideais para a foto-polimerização de biomateriais orais.

1. Espectros de emissão

A largura típica da linha espetral de luz dos LEDs é de 5-20 nm. Em comparação com os espectros de emissão de todas as outras LCUs, com exceção dos lasers de iões de árgon de banda estreita, esta é extremamente estreita.

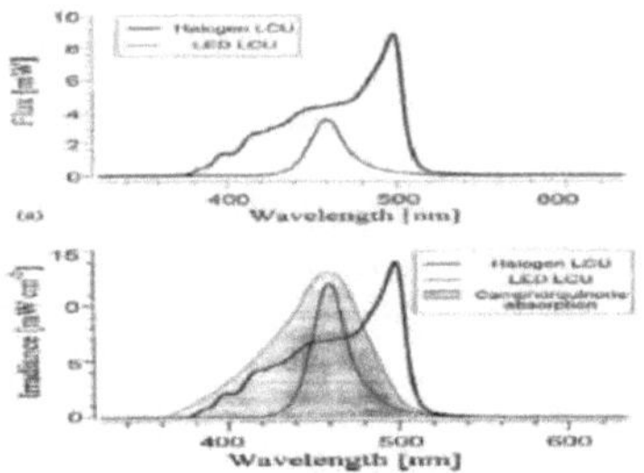

Figura 7- Fluxo e irradiância de uma LCU QTH típica e de uma LCU LED. O máximo estreito da emissão de luz da fotopolimerização por LED coincide com o espetro máximo de absorção do fotoiniciador canforoquinona presente nos biomateriais orais. Grande parte da luz da QTH LCU é emitida fora do espetro máximo de absorção do fotoiniciador canforoquinona. (Fonte - Jandt KD, Mills RW, Blackwell GB, Ashworth SH. Profundidade de cura e resistência à compressão de compósitos curados com díodos emissores de luz azul (LEDs). Dental Materials 2000; 16:41-7).

Esta gama de emissão estreita é a principal vantagem das LED LCUs em comparação com a luz emitida por LCUs baseadas em princípios diferentes, porque os foto iniciadores presentes nos biomateriais orais têm espectros de absorção de luz com máximos distintos. Se o comprimento de onda da LED LCU for escolhido nesta gama, o resultado é uma fotopolimerização rápida e eficaz.

Para biomateriais orais que contêm mais do que um foto-iniciador com diferentes espectros de absorção de luz, podem ser utilizadas UCL LED que emitem múltiplos comprimentos de onda. Estas unidades de fotopolimerização LED são por vezes designadas por unidades de fotopolimerização LED de banda larga. Este termo, no entanto, não é correto, uma vez que se aplicam as caraterísticas de emissão dos LED. Em vez de um amplo espetro de luz, duas ou mais bandas distintas de comprimentos de onda estreitos são emitidas por este conjunto de LEDs de diferentes comprimentos de onda, cada uma com um máximo distinto. Assim, estes tipos de LCUs são mais apropriadamente referidos como unidades de fotopolimerização com LEDs de ondas múltiplas[47].

As unidades convencionais de fotopolimerização por luz QTH não podem competir neste aspeto com as unidades de fotopolimerização por luz LED, porque o espetro de emissão da lâmpada QTH emite um espetro de luz visível relativamente amplo, grande parte do qual é inútil para a fotopolimerização e é dissipado sob a forma de calor[48].

2. Eficiência

A eficiência quântica externa é definida como o número de fotões emitidos externamente dividido pelo número de portadores de carga que atravessam a junção p-n . Devido às propriedades internas da junção p-n e às diferenças de índices de refração nas interfaces do semicondutor e do ar ambiente, há perdas de fotões (ou seja, não são emitidos pelo semicondutor).

Três mecanismos reduzem a quantidade de fotões emitidos pelo LED: (1) Absorção interna,

(2) Perda de Fresnel e

(3) Perda de ângulo crítico .

O padrão de emissão lambertiano, ou seja, a dependência angular da emissão de luz, é controlado por encapsulamentos epoxídicos planos, hemisféricos ou parabólicos no semicondutor do LED[47].

3. Eficácia luminosa

É a relação entre o fluxo luminoso emitido e a potência eléctrica consumida e é uma medida da eficácia com que uma fonte de luz produz luz visível. Para os LED, a eficácia luminosa é normalmente da ordem dos 60 lm W 1. Foram atingidas eficácias luminosas de 150 lm W 1 para os LED brancos, enquanto as lâmpadas QTH típicas presentes nas LCU têm uma eficácia luminosa de apenas 25 lm W^{-1} [47] .

4. Intensidade luminosa

A intensidade luminosa é uma medida fotométrica da intensidade radiante ótica que é ponderada pela sensibilidade do olho humano, com o pico a 555 nm.

A intensidade luminosa (I_v) de um LED azul comercial com um ângulo de vértice de 10° que consome 6,4 mw de energia eléctrica é de cerca de 9,3 cd . Assim, a <u>eficiência da intensidade luminosa</u> de um LED é

$$\eta_{LED} = 9.3 \text{ cd} / 6.4 \text{ mW} = 145 \text{ cd W}^{-1} \text{ of blue light}$$

Uma lâmpada QTH de 75 W com o mesmo ângulo de vértice de 10° produz 7500 cd . A eficiência da intensidade luminosa de uma lâmpada QTH em todo o espetro visível é, por conseguinte, de [47],

$$\eta_{QTH} = 7500 \text{ cd}/75 \text{ W} = 100 \text{ cd W}^{-1}$$

5. Eficiência energética global em termos de energia necessária para um ciclo de cura.

Funciona durante aproximadamente 25 minutos com uma bateria totalmente carregada, que pode necessitar de 10 horas a 2,5 W para recarregar. Assumindo um ciclo de fotopolimerização de 20 segundos, são possíveis 75 ciclos de fotopolimerização a partir de uma bateria carregada e a energia necessária para esta utilização é de 25 Wh 1, o que corresponde a 0,34 W h 1 por ciclo de fotopolimerização.

Em contraste, ao operar uma LCU típica baseada numa lâmpada QTH de 150 W, equipada com uma fonte QTH de 75 W (12 V), durante o mesmo tempo (25 min), a energia necessária seria de aproximadamente 62,5 W h [1]. Este valor corresponde a 0,84 W h 1 por cada ciclo de cura de 20 segundos: aproximadamente 2,5 vezes a energia que uma LCU LED necessita para efetuar a mesma tarefa, como pode ser facilmente calculado [47].

6. Vida de LED

Os LED podem ter um tempo de vida típico de 100 000 horas ou mais e sofrem pouca degradação da emissão de luz ao longo deste tempo, se não forem sujeitos a um esforço excessivo. Este nível de durabilidade é uma vantagem distinta quando comparado com as caraterísticas das lâmpadas QTH, que têm um tempo de vida efetivo de aproximadamente 50 horas [47].

Gerações de LED

1. Primeira geração

A primeira geração de aparelhos de fotopolimerização LED foi introduzida no ano 2000, o aparelho de fotopolimerização LuxOMax LED era, portanto, relativamente pouco potente, em comparação com os seus concorrentes convencionais de aparelhos de fotopolimerização QTH. O design típico da primeira geração de fotopolimerizadores LED utilizava uma montagem de múltiplos elementos LED individuais, de emissão única, do tipo "lâmpada de 5mm" (cada chip fornecendo 30-60mW) numa matriz focalizada, axial ou plana, disposta de forma a que a saída combinada da luminária fosse suficiente para fornecer energia suficiente para ativar o CQ. Além disso, a tecnologia das baterias baseava-se na utilização de células NiCad, que apresentavam um fraco desempenho e efeitos de memória[12].

As unidades comerciais de fotopolimerização por LED de primeira geração melhoraram rapidamente e reflectiram os avanços e a eficiência alcançados na investigação e desenvolvimento de semicondutores LED azuis. Em 2001, foi disponibilizado o EliparTM FreeLight com 19 LEDs discretos, com uma irradiância de 400 mW cm 2 . O fabricante afirmou que este nível de saída era equivalente a uma unidade de fotopolimerização QTH convencional de 800 mW cm ^{2}, e os estudos foram citados no seu perfil técnico do produto. Esta primeira geração de fotopolimerizadores LED mais potentes utilizava ainda um guia de luz de fibra de vidro fundida cónica para aumentar ainda mais a irradiância[47]. No entanto, em geral, o potencial global de cura desta luz LED de primeira geração era muito inferior ao dos tipos de fontes convencionais e competitivas da altura[12,50].

Segunda geração

A segunda geração de aparelhos de fotopolimerização por LEDs é considerada como uma passagem dos dispositivos que utilizavam vários LEDs discretos para os que continham LEDs únicos mais potentes, muitas vezes especialmente concebidos para aplicações de fotopolimerização dentária[47].

Por outras palavras, os avanços no chip de LED levaram à capacidade de colocar várias pastilhas de emissão num único chip, aumentando consideravelmente a saída de luz global [51]. Os fabricantes de produtos dentários incorporaram os novos chips de 1 W em aparelhos de fotopolimerização, desenvolvendo o que é referido como a "segunda geração" de aparelhos de iluminação LED. Os fabricantes de chips estavam agora a fabricar chips especificamente dentro dos requisitos de comprimento de onda para a medicina dentária e a rotulá-los como "LED azul dentário".

Inicialmente, existiam dois tipos de chips Luxeon utilizados nas lâmpadas de segunda geração, de acordo com o desenvolvimento da tecnologia: o chip de 1W (Luxeon LXHL-BRD1 ou -MRD1, com uma potência de 140mW) e o chip de 5W (Luxeon LXHL-PRD5 ou -MRD5, com uma potência de 600mW). A caraterística destas unidades é o grande aumento da potência de saída em relação à primeira geração, com um chip de 5 W a fornecer uma luminância semelhante a 10-20 dos tipos individuais de 5 mm da primeira geração.

No entanto, persistiu uma saída de gama de comprimentos de onda semelhante à da primeira geração, resultando numa incapacidade continuada de fotopolimerizar materiais de restauração utilizando apenas iniciadores de comprimentos de onda curtos. A tecnologia das baterias também melhorou e os pacotes de energia NiMH tornaram-se a fonte de energia típica. No entanto, devido à geração de uma potência extremamente elevada numa área tão pequena, a temperatura no interior do chip era uma preocupação, uma vez que uma temperatura demasiado elevada resultaria em danos permanentes no chip, se não fosse cortada por termóstato antes desse ponto. Assim, as unidades tinham dissipadores de calor de metal pesado ou grandes superfícies de metal para dissipar o calor do chip. Além disso, assistiu-se ao regresso das ventoinhas às luzes de cura.

Recentemente, em 2012, foi disponibilizado um LED azul de 10W especialmente para aplicações dentárias (LZ4-00DB10, LedEngin, Inc., Santa Clara, CA), bem como uma unidade de 15W (LZ4-00CB15, LedEngin, Inc.), que pode fornecer até 4W e 5W de fluxo radiante, respetivamente (LZ4-00CB15, LedEngin, Inc.),Santa Clara, CA), bem como uma unidade de 15W (LZ4-00CB15, LedEngin,Inc.), e pode fornecer até 4,2W e 5,6W de fluxo radiante, respetivamente[12].Assim, no primeiro caso (Luxeon LXHL-BRD1, em 2004, com um consumo elétrico de 1400 mW para fornecer 140 mW de luz azul), 10% da energia eléctrica é convertida em luz azul, enquanto no segundo caso (LZ4-00DB10, em 2012) foi alcançada uma conversão de 30%, um aumento de 3 vezes na eficiência num período de apenas 8 anos[47].

Exemplo de LED de segunda geração

1. Luxeon LXHL-BRD1 2004 com um consumo elétrico de 1400 mW para fornecer 140 mW de luz azul

2. EliparTM FreeLight -

Trata-se de um fotopolimerizador LED de segunda geração que utiliza 1 LED. A irradiância deste fotopolimerizador LED era de aproximadamente 1000 mW cm ^{2} e representava um aumento de 2,5 vezes em relação ao seu antecessor: o EliparTM FreeLight que utilizava 19 LEDs discretos.

Note-se que foi ainda utilizado um guia de ondas cónico (o chamado "turbo-tip") para aumentar a irradiância emitida e foram utilizadas baterias de níquel-hidreto metálico para fornecer a energia de funcionamento.

3. Demetron II

Introduzido em 2005, com um design convencional de punho de pistola e ainda incorporava uma ventoinha, o que, considerando a eficiência dos LEDs, pode ter indicado um compromisso de design com o componente de dissipação de calor. A L. E. Demetron II LED LCU, tal como outras desta época, utilizou a técnica de um guia de luz cónico para aumentar a irradiância.

4. **SmartLite PS**

Outros designs de LCUs LED de segunda geração, como o da Dentsply, não utilizavam um guia de luz convencional. Esta unidade era uma unidade fina, tipo caneta, como a LuxOMax, mas tinha a fonte de LED na ponta da unidade, adjacente ao dente.

5. **SmartLite Focus**

Trata-se de uma versão mais recente do SmartLite com um sistema de lentes concebido para permitir uma polimerização efectiva até 8 mm do compósito. Esta técnica tem a vantagem de reduzir a perda de luz, uma vez que não existe um guia de luz entre a fonte de luz e o compósito. Esta vantagem, por sua vez, resulta numa redução da energia eléctrica e da geração de calor se todos os outros parâmetros permanecerem iguais.

Esta conceção visa igualmente ultrapassar as duas principais desvantagens dos guias de luz cónicos: em primeiro lugar, o feixe de luz é mais divergente. Isto é causado por um aumento progressivo do ângulo de reflexão interna total à medida que a luz se propaga através de uma fibra cónica, resultando numa perda exagerada de irradiância em comparação com um feixe mais paralelo à medida que a ponta da LCU é afastada do dente. A segunda é a área mais pequena da ponta de luz, que requer exposições repetidas e sobrepostas para cobrir adequadamente a área do compósito.

6. **EliparTM S10**

Mais recentemente, ficou disponível uma LCU LED de segunda geração (fabricada pela 3M ESPE) com um guia de luz de fibra de vidro paralela de 10 mm de diâmetro, capaz de produzir uma irradiância de 1200 mW cm [2].

Esta ponta fornece não só quatro vezes a irradiância mínima de 300 mW cm^{2} necessária para uma LCU QTH convencional, mas sabe-se que a saída espetral de uma LCU LED é mais eficaz do que a LCU QTH equivalente com a mesma irradiância. Esta irradiância de 1200 mW cm^{2} sobre uma guia de luz paralela de 10 mm de diâmetro é um avanço notável que se tornou possível graças ao aumento da potência e à redução do custo dos LED. É necessário um aumento da potência ótica de mais de 50% para obter a mesma irradiância numa guia luminosa de 10 mm de diâmetro em comparação com a versão normalizada de 8 mm [47].

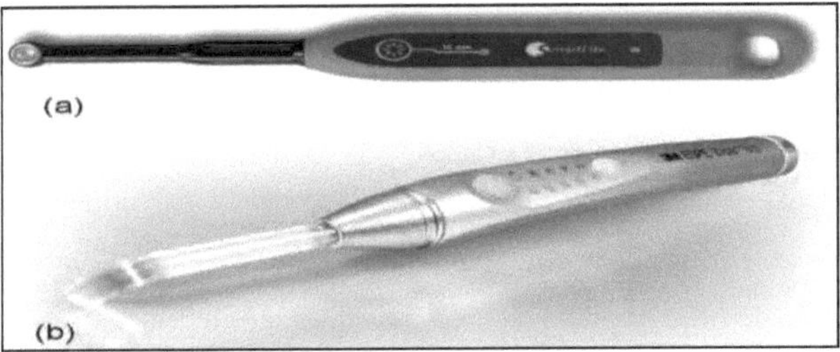

Figura 8 - Duas LCUs LED comerciais contemporâneas: (a) é a SmartLite PS (cortesia da DENTSPLY Ltd., Reino Unido) e (b) é a EliparTM S10 (cortesia da 3M Espe Dental Products). São aqui apresentadas duas abordagens principais no design da LCU LED: a SmartLite PS, na qual o LED está localizado na extremidade da LCU, que é colocada junto ao dente, e a EliparTM S10, na qual uma guia de luz convencional de fibra de vidro fundida transmite a luz para a ponta que é colocada junto ao dente.

Terceiras Gerações

As UCL LED comerciais de primeira e segunda geração são ambas constituídas por LED azuis concebidos para atingir o pico no espetro de absorção da canforoquinona (CQ), que é o único foto-iniciador na maioria dos compósitos comerciais. A incorporação de outros foto-iniciadores levou ao desenvolvimento de LCUs LED comerciais "**polywave**" de terceira geração[47].

As unidades LED de terceira geração incorporam o mesmo chip azul que os produtos de segunda geração, mas incluem um ou mais chips de baixa potência que emitem uma segunda frequência na gama espetral violeta[3].

Exemplos

1. Ultralume 5

Dispositivo tipo caneta introduzido em 2003. Este dispositivo era composto por dois comprimentos de onda LED diferentes, um LED azul central rodeado por 4 LEDs violetas na extremidade da ponta de cura.

2. Bluephase 20i

Uma versão mais sofisticada da LCU LED de duplo comprimento de onda, designada bluephase 20i (Ivoclar Vivadent AG, Schaan, Principado do Liechtenstein), tem uma irradiância máxima de 2200 mW cm^{-2}. Esta LCU LED tem 3 elementos emissores LED azuis e um emissor LED de comprimento de onda violeta mais curto montados num substrato numa configuração quadrada: 1 emissor em cada quadrante. A bluephase 20i tem uma forma de pistola mais tradicional com um punho de pistola, um guia de luz convencional em fibra de vidro fundida e uma ventoinha de arrefecimento[47].

3. VALO

Outra LCU LED, a VALO (Ultradent Products Inc., South Jordan, UT, EUA), introduzida em 2011, utiliza 4 emissores numa configuração quadrada semelhante à da bluephase 20. No entanto, no VALO, existem dois emissores azuis (439 nm) diagonalmente opostos um ao outro e também dois emissores diferentes de comprimento de onda mais curto diagonalmente opostos um ao outro nos outros quadrantes: um violeta (405 nm) e outro azul de comprimento de onda mais longo (460 nm).O VALO tem, portanto, 3 emissores de diferentes comprimentos de onda incorporados[47]. O farol possui reflectores revestidos a ródio que garantem uma melhor colimação da luz, e uma lente interna de vidro que não descolore para não afetar a transmissão da luz, nem gera calor por reflexão. Utiliza uma camada termicamente condutora para distribuir o calor do LED para o corpo de alumínio da luz de cura, eliminando a necessidade de uma ventoinha de arrefecimento[6]. Esta conceção parece aplicar o princípio inovador de utilizar um componente para dois fins, ou seja, a caixa e o dissipador de calor.

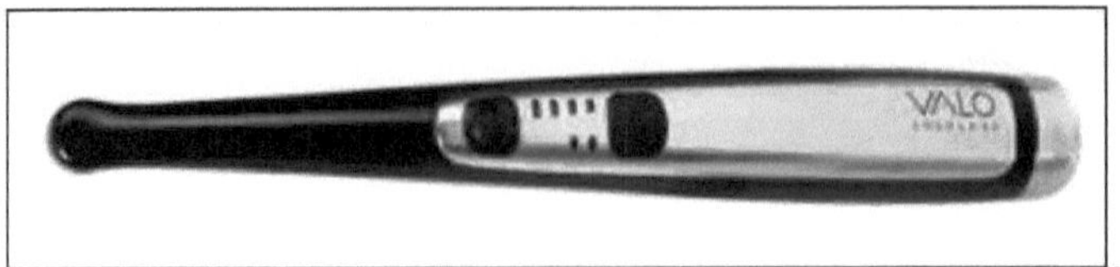

O VALO elimina a perda de luz de um guia de luz ao ter os emissores na ponta de cura[47]. VALO perde aproximadamente 40% da sua energia a 10 mm, enquanto a maioria das luzes perde 60% a 80% da sua potência a 10 mm[52]

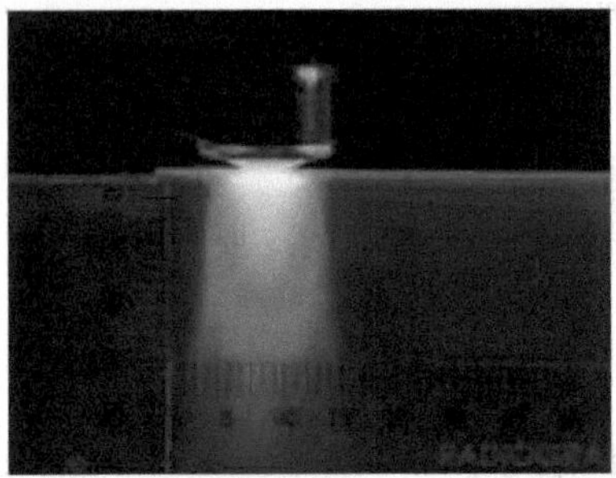

Figura 9 - Colimação e uniformidade do feixe

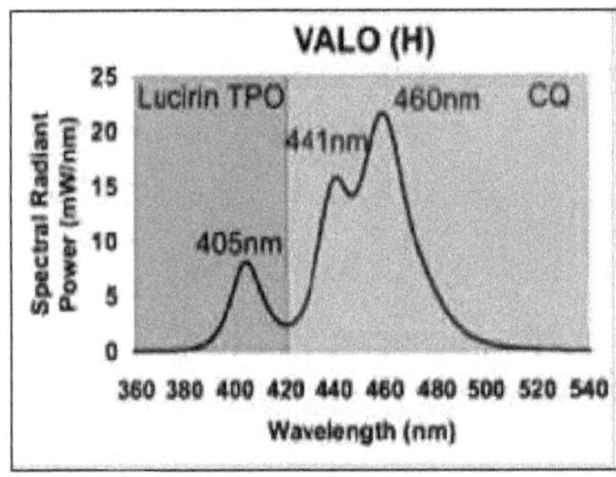

Figura 10 - Distribuição do comprimento de onda de VALO.

O modo padrão de 1.000 mW/cm^2 tem tempos de ciclo de cura de 5, 10, 15 e 20 segundos, com o modo de aderência de alta potência a 1.400 mW/cm^2 com tempos de cura de 1, 2, 3 e 4 segundos. O modo Xtra Power ou Plasma Emulation tem uma potência de saída que excede os 3.200 mW/cm^2, com um tempo de cura de 3 segundos.

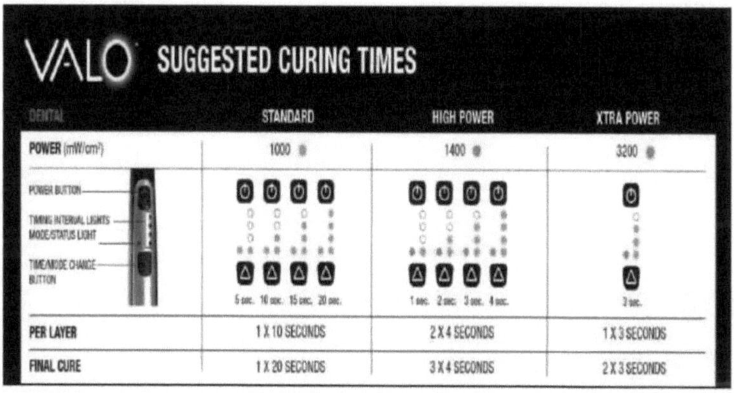

VALO SUGGESTED CURING TIMES

DENTAL	STANDARD	HIGH POWER	XTRA POWER
POWER (mW/cm²)	1000	1400	3200
POWER BUTTON / TIMING INTERVAL LIGHTS / MODE/STATUS LIGHT / TIME/MODE CHANGE BUTTON	5 sec. 10 sec. 15 sec. 20 sec.	1 sec. 2 sec. 3 sec. 4 sec.	3 sec.
PER LAYER	1 X 10 SECONDS	2 X 4 SECONDS	1 X 3 SECONDS
FINAL CURE	1 X 20 SECONDS	3 X 4 SECONDS	2 X 3 SECONDS

Figura 11- Diferentes modos de cura do VALO e tempo de cura sugerido

A luz com fio entra em repouso após 1 hora de inatividade e a sem fio após 60 a 90 segundos. O perfil baixo de 5° da VALO não só assegura um acesso adequado à preparação da cavidade, independentemente do local onde se encontra oralmente, mas também assegura que um ângulo de 90° é facilmente mantido para a melhor penetração de cura.

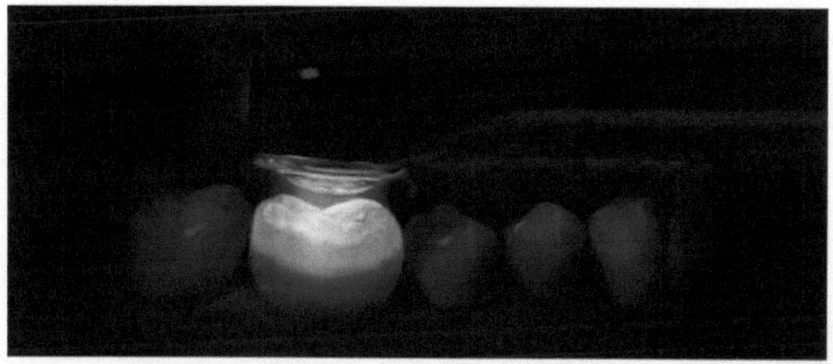

Figura 12 - Perfil de 5° de VALO (ângulo de 90° em relação à restauração)

4. SmartLite® Max com dois LEDs e uma saída de 1200 mW/cm² que pode ser aumentada para 1400 mW/cm²[6].

LED de quarta geração

A luz LED de quarta geração foi introduzida no mercado como Scanwave pela MiniLed (Acteon). Melhoria significativa no design, incluindo a tecnologia patenteada de varrimento do comprimento de onda incorporada na sua seleção de modo, incluindo muitas caraterísticas ideais das luzes de terceira geração que foram incorporadas e que permitem ao dentista escolher o modo de saída espetral e o tempo de radiação mais adequados para qualquer material e situação clínica possível. Tem quatro comprimentos de onda de díodo diferentes, oferecendo um amplo espetro de cura no modo "Full Scan" para todos os materiais à base de resina, independentemente da química do seu foto-iniciador.

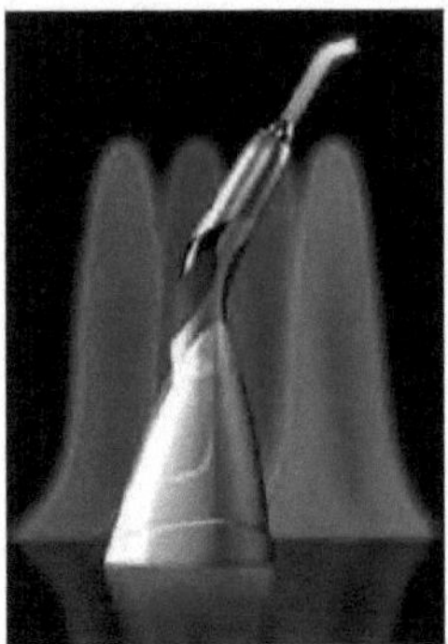

Figura 13 - Janela de visualização que mostra o modo de funcionamento (varrimento completo), o tempo de radiação, o estado da bateria e a ajuda de alinhamento do anel do Laser Target activada para o Scanwave by MiniLedTM.

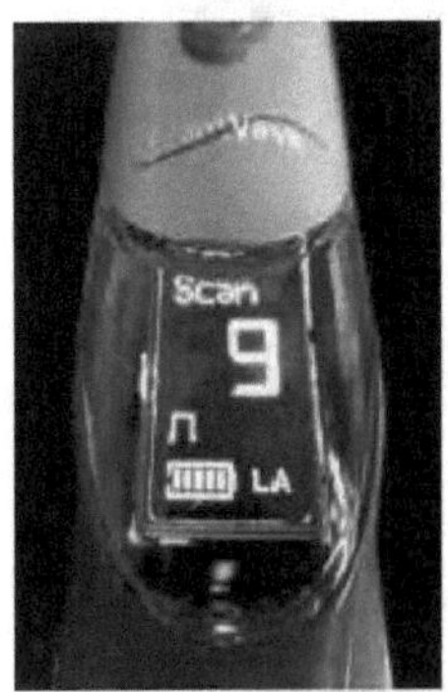

Figura 14- Janela de visualização que mostra o modo de funcionamento (varrimento completo), o tempo de radiação, o estado da bateria e o auxílio de alinhamento do anel do Laser Target ativado para o Scanwave by MiniLedTM

Os 4 emissores têm comprimentos de onda diferentes uns dos outros e podem ser ligados em sequência. A irradiância máxima é de 2200 mW cm ^{2}. As sofisticadas opções de programação do ScanWave pretendem ajudar a otimizar a cura, minimizando a geração de calor no alvo. O espaçamento dos díodos fora do centro distribui a energia pela face do guia de luz e evita "pontos quentes centrais", que podem ocorrer com unidades de LED de díodos azuis únicos de terceira geração de elevada irradiância.

A imagem do perfil do feixe revelou a natureza sequencial de ativação/desativação dos diferentes comprimentos de onda do díodo em menus de digitalização completos e "suaves". O Scanwave possui menus dedicados à colagem e à ortodontia, permitindo a personalização do tempo de irradiação e a seleção do comprimento de onda para a cura de colas e restaurações de forma atempada, minimizando assim o aquecimento e os eventos de tensão de polimerização associados. Ao sequenciar a ativação dos díodos de diferentes comprimentos de onda nos modos de varrimento, o fabricante integrou uma capacidade de cura de largo espetro para a cura universal de todos os materiais, eliminando simultaneamente os problemas de sobreaquecimento, que desafiam a estabilidade da unidade.

O menu de varrimento suave permite que os defensores da polimerização "suave" utilizem os conceitos de rampa, impulso e "paragem suave" numa única sequência, optimizando a cura ao mesmo tempo que evitam as tensões elevadas possíveis com a polimerização em massa de materiais de alto módulo de endurecimento rápido e as tensões térmicas causadas pela cessação súbita da luz.

O sistema de ativação de botão duplo do Scanwave, juntamente com a sua peça de mão modificada tipo caneta, permite uma melhor ergonomia ao permitir agarrar tanto com caneta como com pistola. Foi também concebido para cumprir as melhores práticas do ponto de vista do risco de infeção cruzada. A guia ótica intra-oral é removível para autoclavagem, cumprindo assim a norma de ouro e eliminando a necessidade de proteção de barreira, que pode reduzir significativamente a emissão de luz. A parte de agarrar da peça de mão tem um invólucro metálico para uma desinfeção eficiente e o seu sistema de arrefecimento exclusivo dispensa a necessidade de uma ventoinha, evitando assim a estagnação de microrganismos no corpo da unidade, o que pode constituir um risco de infeção cruzada para os pacientes e para a equipa dentária.

A base de carregamento desta unidade sem fios possui um dreno para evitar a retenção de fluidos de limpeza. O Scanwave também está disponível numa versão com fio OEM para integração numa unidade dentária. O anel de alvo laser incorporado permite ao operador visualizar e controlar a zona a ser irradiada, maximizando o fornecimento de luz. Esta unidade inovadora define o padrão para a próxima geração de unidades de cura por luz LED [53].

Aspectos clínicos das LCUs LED

As unidades de fotopolimerização LED de nova geração podem atingir valores de irradiância superiores a 3200 mW cm ^{2} [54]. Este valor de irradiância isolado é apenas um guia aproximado da profundidade de polimerização do compósito clínico . Ao atingir valores de irradiância mais elevados, a profundidade de cura pode ser ligeiramente aumentada, mas o trabalho de Nomoto et al. revela que uma duplicação da irradiância, se todos os outros parâmetros se mantiverem iguais, equivale apenas a um aumento aproximado de 20% na profundidade de cura [55].

A duplicação da irradiância, no entanto, duplicará a energia fornecida ao dente do paciente. Uma potência mais elevada significa maiores quantidades de calor gerado no interior do dente e potenciais danos na polpa[47,56]. Não é apenas a energia

A energia absorvida pela unidade de polimerização de luz LED é importante, mas também a reação exotérmica da polimerização[57]. Se a energia for introduzida na polpa dentária a uma taxa superior à que pode ser dissipada durante a polimerização numa situação clínica, então ocorrerá um aumento da temperatura e é possível que ocorram danos irreversíveis na polpa [47]. Um estudo realizado por Ricardo Danil Guiraldo et al em 2013 revelou que a fotopolimerização por LED de terceira geração (Ultralume 5) produz maior aumento de temperatura quando comparada com a fotopolimerização por QTH. Além disso, a fotoativação do compósito à base de silorano promoveu maior aumento de temperatura na câmara pulpar em comparação com o compósito à base de metacrilato[58].

Vários estudos mostraram que as unidades LED de segunda geração são semelhantes ou melhores do que as unidades QTH [59] no que respeita ao grau de polimerização [60,62], microinfiltração [63,64], comportamento da tensão de contração [65,66], taxa de desgaste dos compósitos [67] e dureza dos compósitos curados [68]. Effat Khodadadi et al, no seu estudo, mostraram que a unidade de cura por luz LED de terceira geração (VALO) produziu uma maior dureza dos compósitos do que a QTH, mas no compómero, a QTH mostrou um melhor resultado[69]. A desvantagem das unidades de fotopolimerização por LED de comprimento de onda único é o facto de não poderem curar adequadamente os compósitos com fotoiniciadores situados fora da curva de absorção da CQ, o que foi agora resolvido pelas unidades de fotopolimerização por LED de terceira geração "poli-ondas": unidades com dois ou mais chips semicondutores de comprimentos de onda diferentes[70,47]. Existe uma correlação exponencial fundamental entre o comprimento de onda da luz e a penetração do material a curar.

A dispersão da luz (S) é inversamente proporcional ao seu comprimento de onda e é um fator significativo que governa a penetração da luz num compósito[47].

$$S \propto \left(\frac{1}{\lambda^4}\right)$$

Um estudo examinou 210 LCUs em estabelecimentos de saúde clínicos governamentais. Cento e vinte dessas unidades eram luzes QTH e 90 eram LED LCUs. Cerca de 68% das UCL QTH e 15,6% das UCL LED foram consideradas como não tendo atingido a irradiância mínima aceitável de 300 mW cm-2 para o sucesso clínico[71]. Este mesmo valor foi utilizado para ambos os tipos de LCU, apesar de ter sido demonstrado que as LCU LED são mais eficazes com a mesma irradiância quando todos os outros parâmetros permanecem iguais.

Para registar a redução da potência de uma LCU LED que contenha mais de um comprimento de onda de LED ao longo do tempo, pode ser necessário dispor de um radiómetro mais sofisticado numa situação clínica em que mais de um detetor indique a redução dos diferentes comprimentos de onda dos LED que compõem a LCU. Um radiómetro deste tipo poderia ser construído utilizando os LED que compõem a LCU LED utilizados em função inversa como detectores específicos de comprimento de onda[27].

Para aplicações clínicas, as UCL LED são o padrão de ouro atual para a fotopolimerização de materiais dentários à base de resina. Antes de utilizar as LCUs LED clinicamente, pode ver-se que as principais tarefas são verificar a compatibilidade do comprimento de onda com o compósito a polimerizar e monitorizar a saída de acordo com os fabricantes[47].

Guias de luz

Trata-se de uma ponta de fotopolimerização autoclavável e amovível feita de quartzo fundido, fibras de qualidade de imagem e está disponível numa gama de formas e diâmetros para diferentes situações clínicas [21]. Os guias de luz podem ser feixes de fibras de vidro rígidas fundidas ou guias de polímeros moldados. Alguns guias utilizam um tubo flexível que contém um líquido transparente para transmitir a luz [48]. Transmitem a luz da lâmpada, através do filtro, ao longo de um percurso fixo até à área de interesse clínico. A combinação do guia de luz e da ótica interna da unidade afecta a irradiância e a homogeneidade do feixe. Para além de afetar a saída de luz, o desenho do guia de luz influencia significativamente a polimerização da resina [72].

As guias de luz estão disponíveis em diâmetros de 3 mm, 8 mm, 10 mm, 11 mm, 13 mm e 14 mm [73].

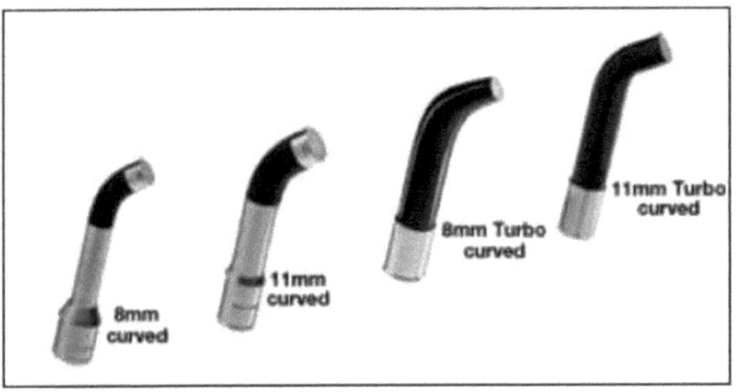

Figura 15- Guia de luz da Demetron

Alguns fabricantes oferecem uma série de guias de luz. A Demetron, por exemplo, oferece 13 guias de luz diferentes, cada uma concebida para otimizar a polimerização numa situação específica. Uma delas, a guia de luz Turbo, pode concentrar a fonte de luz de 13 mm de uma lâmpada de polimerização Demetron num diâmetro estreito de 8 mm ou 4 mm, produzindo 35 a 50% mais intensidade. Estas são úteis para preparações de cavidades profundas ou para cimentar algumas restaurações indirectas com cimentos de polimerização dupla. A ponta Turbo pode aumentar a vida clínica de uma unidade de polimerização, mantendo a sua saída acima dos 400 mW/cm2 necessários [18].

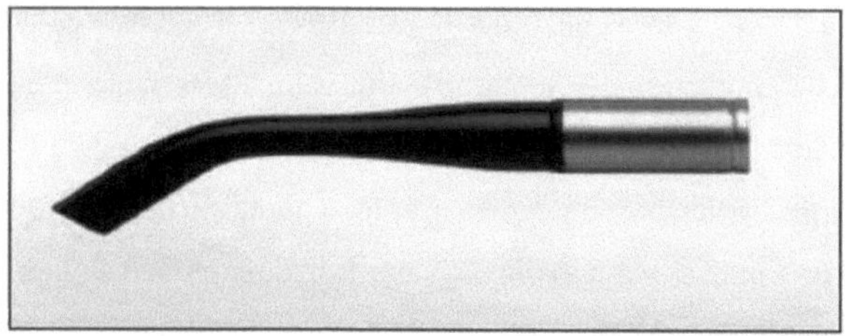

Figura 16 - Um guia de luz Turbo da Demetron. Esta unidade reduz o diâmetro de cura mas aumenta a intensidade da luz (em 34% na Optilux 150 e em 50% nas luzes de cura da série Optilux 400). Esta intensidade aumentada ativa melhor a porção de luz do cimento resinoso de cura dupla.

As guias de luz podem ser divididas em dois tipos

1. Pontas standard e

2. Dicas Turbo.

As pontas comercialmente definidas como "standard" ou "normais" têm diâmetros de entrada e saída semelhantes, pelo que o feixe de luz é canalizado. Pelo contrário, as pontas "turbo" concentram o feixe de luz através de um diâmetro de saída mais pequeno.

A luz nas fibras ópticas segue a lei física da reflexão especular. O cone de luz gerado nas fibras ópticas é refletido de forma especular para o exterior. Se o diâmetro de saída da guia de luz for menor do que o de entrada, é criado um cone de luz mais estreito. Pela mesma razão, o cone emitido por um guia de luz "Turbo" será mais largo e a intensidade da luz diminuirá consideravelmente com o aumento das distâncias[74].

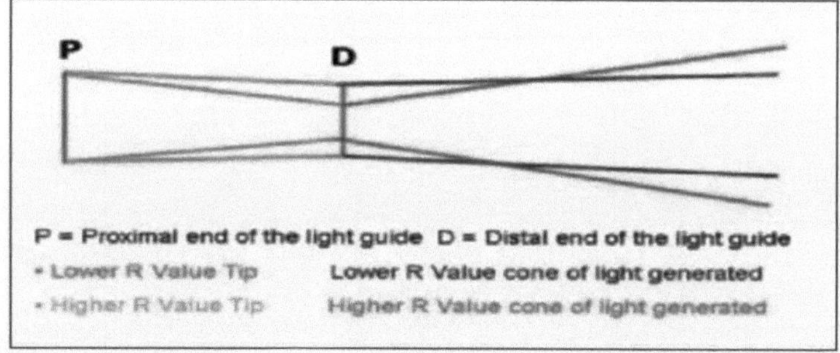

Figura 17: Quando o diâmetro de saída da ponta é menor do que o diâmetro de entrada (valor R mais elevado), é criado um cone de luz mais estreito em que, na secção proximal do topo, existe uma intensidade de luz mais elevada do que na ponta padrão, enquanto que, após 4-5 mm do topo, a intensidade da luz diminui consideravelmente, sendo menor em comparação com a da ponta padrão (valor R mais baixo)

Recentemente, foi sugerida a utilização de um valor R para descrever a forma da guia de luz, em vez de palavras como "normal" ou "turbo". Um valor R é o rácio entre o diâmetro de entrada e o diâmetro de saída das pontas do guia de luz. Uma ponta com um valor R mais elevado é mais eficiente se a distância entre a ponta e o compósito for inferior a 5 mm. Para mais de 5 mm, as pontas com um valor R mais baixo são melhores. O valor R também influencia as profundidades de cura dos compósitos à base de resina [73,74].

O padrão é uma ponta curva de sessenta graus com 8 mm de diâmetro. No entanto, são utilizadas várias pontas, desde as pontas curtas e rectas de 13 mm para facetas laminadas até à ponta turbo ou ponta de focagem para uma melhor concentração da luz e utilização em áreas específicas, como as obturações de cavidades de Classe II e a esplintagem periodontal. Esta intensidade melhorada aumenta a extensão e a profundidade da polimerização da resina composta, o que pode influenciar as suas propriedades físicas e biológicas. Uma ponta Dual/Twin de 8mm é utilizada para a polimerização simultânea a partir de direcções opostas[21].

Quando a área de compósito a ser polimerizada é maior do que o diâmetro da ponta de luz, as secções de compósito devem ser sobrepostas pelo menos 1 mm. Mesmo em restaurações mais pequenas, estudos mostram que as pontas de polimerização largas proporcionam uma melhor uniformidade de polimerização do que as pontas de polimerização estreitas[19]. O tempo de polimerização também deve ser aumentado para compensar o aumento da área de resina.

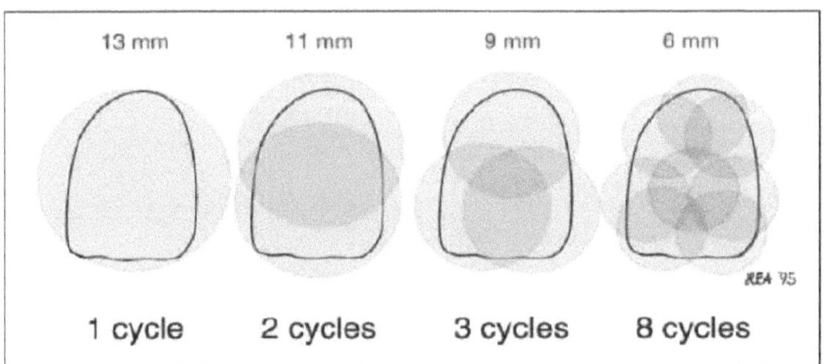

Figura 18 : O número de polimerizações sobrepostas necessárias para polimerizar uma única camada de uma restauração de superfície total num incisivo maxilar. Um dente médio requer um mínimo de dois ou três ciclos de polimerização de 40 segundos. Muitas restaurações complexas requerem muitos mais ciclos de polimerização.

Para uma eficiência máxima, os diâmetros das pontas de polimerização devem ser superiores a 12 mm.

Para evitar o processo moroso e fastidioso de sobreposição, estão disponíveis vários acessórios de grande diâmetro para muitas unidades de polimerização de luz visível. Os acessórios são particularmente úteis na polimerização de facetas de compósito.

Alguns acessórios de cura de diâmetro largo são adaptáveis a unidades de cura existentes e emitem mais luz devido a uma ponta de cura maior no conetor da unidade. Outros, no entanto, espalham a mesma fonte de luz estreita do conetor da unidade por um diâmetro maior com o uso de ótica; a maioria destes tem intensidade de luz reduzida. Isto reduz a profundidade de cura, pelo que o compósito tem de ser curado em camadas mais finas. Exemplos de bons sistemas de diâmetro largo são as unidades da Demetron e da Caulk que utilizam uma porta de entrada de grande diâmetro na unidade de cura. Estão disponíveis muitos acessórios de diâmetro largo, que curam a partir de vários ângulos [18].

Como a direção da luz controla a direção do encolhimento em direção a ela, através de uma utilização adequada, é possível ter um encolhimento controlado utilizado em seu benefício[21].

Keiko Nitta observou que o diâmetro da ponta do guia de luz do fotopolimerizador LED afecta a polimerização dos compósitos fotopolimerizados. Verificou que a iluminação da ponta de 4 mm era aproximadamente o dobro da ponta de 8 mm e cerca de três vezes a da ponta de 10 mm. A profundidade de cura obtida por irradiação durante 10 s utilizando a ponta de 4 mm corresponde à irradiação durante 20 s utilizando a ponta de 8 mm e durante 30 s utilizando a ponta de 10 mm. Por conseguinte, quando se utiliza uma ponta de guia de luz de diâmetro largo, o prolongamento do tempo de irradiação pode compensar a iluminação reduzida, o que pode assegurar uma polimerização adequada da resina composta fotopolimerizada. Além disso, a ponta de guia de luz de diâmetro estreito no lado externo concentra a luz e, consequentemente, foi produzida uma maior iluminação em comparação com pontas de guia de luz do mesmo diâmetro em ambas as extremidades. A iluminação da luz na margem da ponta de guia de luz de diâmetro largo foi inferior à do centro[75].

Contração de polimerização e fator de configuração

A polimerização de compósitos pode ser dividida em fases pré e pós-gel. Na fase pré-gel, as espécies reactivas apresentam mobilidade suficiente para se reorganizarem e compensarem a contração volumétrica sem gerar quantidades significativas de tensões internas e interfaciais[76]. Após a fase pós-gel, a formação de uma rede polimérica semi-rígida impede a deformação plástica[77,78]. A contração contínua da polimerização, associada ao desenvolvimento do módulo de elasticidade, gera tensões no interior do material, na interface restauração/dente e na estrutura dentária[78,79]. Este estado de tensão é suscetível de facilitar a formação de fendas, comprometendo a longevidade da restauração[80].

Uma consideração clínica importante, relativamente aos efeitos da retração da polimerização, é o "fator C". Ao longo de todo o processo de polimerização, ocorre deformação plástica ou fluxo do compósito de resina, que pode compensar parcialmente a tensão de contração induzida. Esta deformação plástica irreversível ocorre durante as fases iniciais do processo de presa, quando a tensão de contração excede o limite elástico da resina de restauração. À medida que a presa prossegue, a contração e o fluxo diminuem gradualmente, porque a rigidez aumenta.

Esta compensação através do fluxo é afetada pela configuração da restauração conhecida como "fator C". O fator c (fator de configuração) é um termo utilizado para a relação entre o número de paredes ligadas e não ligadas[76].

"C-factor = Number of bound Surfaces (i.e. flow inactive) / Number of Unbound surfaces (i.e flow active)

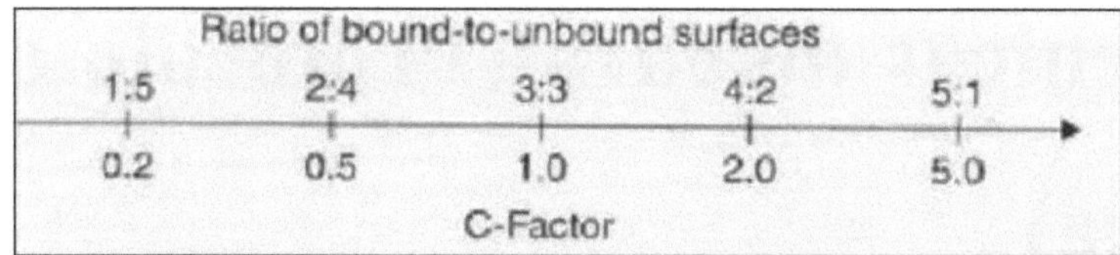

É a razão pela qual são utilizadas diferentes sequências de aplicação aquando da colocação de resinas compostas. À medida que o fator c aumenta, a polimerização em rampa, em degrau e por impulsos torna-se uma forma eficaz de reduzir as aberturas marginais e a tensão da cúspide devido à contração da polimerização [18].

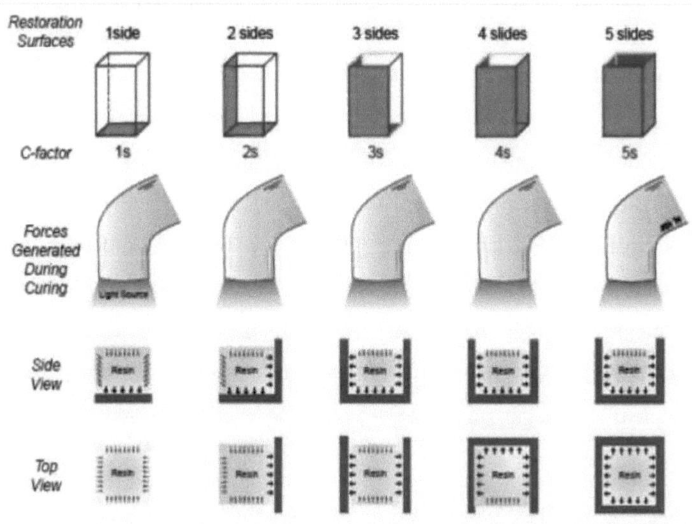

Figura 19- O fator de configuração (fator C) é a relação entre o número de superfícies ligadas dividido pelo número de superfícies não ligadas. À medida que o fator de configuração aumenta, os efeitos da tensão de polimerização e da deformação tornam-se mais significativos na manutenção do selamento marginal. (Adaptado de Feilzer AJ, de Gee AJ, Davidson CL. Relaxamento da tensão de corte da contração de polimerização por expansão higroscópica. J Dent Res 1990;69:36-9).

Técnicas de cura (Protocolo de cura)

As luzes de alta intensidade podem fornecer valores mais elevados do grau de conversão (DC) e melhores propriedades físicas, mas também produzem taxas de tensão de contração mais elevadas durante o processo de polimerização do compósito, uma vez que a resina foi polimerizada tão rapidamente que não foi permitido que ocorresse relaxamento na rede de polímeros antes de esta ficar vitrificada[81].

Este efeito aumenta a tensão interna e a microinfiltração. Para ultrapassar este problema, os investigadores descobriram que se a intensidade da luz fosse aplicada de forma a controlar a taxa de polimerização, o alívio da tensão ocorreria ao permitir que a resina fluísse antes da vitrificação. Esperava-se que, ao fazê-lo, o potencial de descolamento entre a restauração e o dente fosse muito menor[82]. Para além disso, seria gerado menos calor no alvo durante o processo de restauração[12]. No entanto, pouca diferença foi observada em estudos de microinfiltração[83, 84] . Assim surgiu o conceito de **polimerização "soft-start"**. A polimerização de arranque suave pode ser interpretada como a primeira tentativa de reduzir a tensão de contração inicial, atrasando a fase de gel[25, 85].

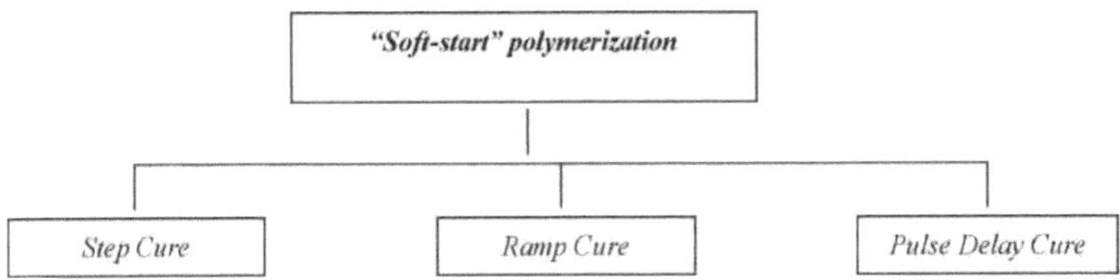

Uma revisão das técnicas padrão de polimerização com luz visível ajuda a estabelecer as bases para compreender onde cada tipo de unidade de polimerização se enquadra no arsenal de um dentista. Duas categorias de técnicas são normalmente usadas na polimerização de polímeros: contínua e descontínua[18].

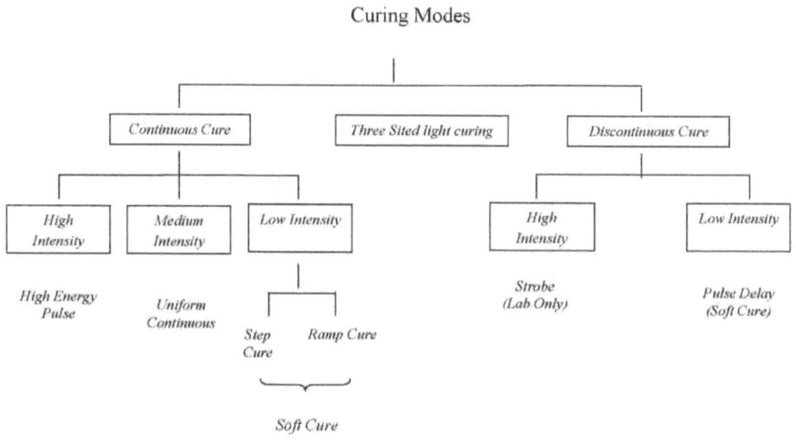

Curing Modes

Continuous Cure
Three Sited light curing
Discontinuous Cure

High Intensity
Medium Intensity
Low Intensity
High Intensity
Low Intensity

High Energy Pulse
Uniform Continuous
Step Cure
Ramp Cure
Strobe (Lab Only)
Pulse Delay (Soft Cure)

Soft Cure

Figura: Representação gráfica dos modos de cura comuns (também conhecidos como sequência de aplicação de energia)

CURA CONTÍNUA

A cura contínua refere-se a uma sequência de cura por luz na qual a luz está continuamente ligada. A cura contínua é realizada com lâmpadas de halogéneo, de arco e laser.

Existem quatro tipos de cura contínua[18]:

1. Cura contínua e uniforme,
2. Cura por etapas,
3. Cura em rampa,
4. Impulso de alta energia (modo de ativação por impulso).

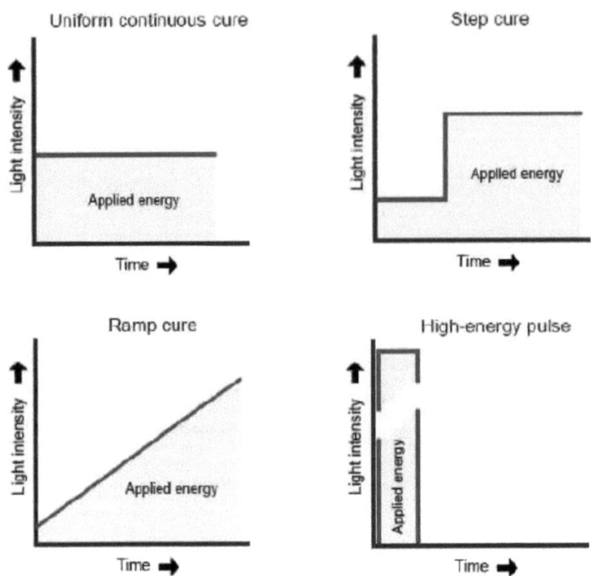

Figura 18 -. Tipos de técnicas de cura contínua (Cortesia de Hary F. Albers

Cura contínua uniforme

Na técnica de cura contínua uniforme, uma luz de intensidade constante é aplicada a um compósito durante um período de tempo específico. Este é o método mais conhecido de cura atualmente utilizado[18].

Cura por etapas

Esta técnica é uma tentativa de reduzir a tensão de contração inicial retardando a fase de gel [85].

Na técnica de cura por etapas, o compósito é primeiro curado a baixa energia e depois aumentado para alta energia, cada uma com uma duração definida[18], ou seja, o processo de polimerização é iniciado durante 10 segundos num nível baixo de intensidade (100 mW/cm^2). Consecutivamente, a unidade de luz aumenta automaticamente a potência de saída para 700 mW/cm^2 [12]. Deste modo, reduz-se o stress de polimerização induzindo o compósito a fluir no estado de gel durante a primeira aplicação[18]. Teoricamente, esta prática reduz a contração global da polimerização na margem da restauração final. No entanto, a redução da contração é pequena e resulta numa menor polimerização do compósito, porque a luz de menor intensidade produz níveis de energia mais baixos. Para além disso, esta técnica resulta numa polimerização desigual, uma vez que a camada superior é mais saturada com luz e, portanto, mais polimerizada. A cura por etapas só é possível com lâmpadas de halogéneo; as lâmpadas de arco e os lasers não podem ser utilizados porque funcionam através da aplicação de grandes quantidades de energia em curtos períodos de tempo[18].

Cura em rampa

Na fotopolimerização em rampa, a luz é inicialmente aplicada a baixa intensidade e gradualmente aumentada ao longo do tempo até atingir uma intensidade elevada. Esta rampa consiste em modos faseados, lineares ou exponenciais. A cura em rampa é uma tentativa de passar por todas as diferentes intensidades na esperança de otimizar a polimerização de um compósito, o que permite que o compósito cure lentamente, reduzindo assim a tensão inicial, porque o compósito pode fluir durante a polimerização.

Alguns estudos indicam que a cura em rampa provoca a polimerização com cadeias mais longas, resultando num compósito mais estável. No entanto, a eficácia da cura por arranque suave não está unanimemente esclarecida. Por um lado, foi demonstrada uma certa redução das tensões de polimerização. Por outro lado, não foi provado um verdadeiro efeito benéfico na qualidade marginal das restaurações de resina composta. Apenas em cavidades de Classe V, foram registados alguns efeitos positivos

A polimerização em rampa, com a sua dependência de baixa intensidade, só é possível com lâmpadas de halogéneo e LEDs; as lâmpadas de arco e laser só podem gerar grandes quantidades de energia, não variáveis. É possível efetuar a polimerização em rampa manualmente, mantendo uma lâmpada de polimerização convencional à distância de um dente e aproximando-a lentamente para aumentar a intensidade[18].

Cura por impulsos de alta energia

A técnica de polimerização por impulsos de alta energia utiliza um impulso breve (10 segundos) de energia extremamente elevada (1000-2800 mW por cm^2), o que corresponde a três a seis vezes a densidade de potência normal. Este tipo de polimerização ainda não foi adequadamente examinado, e existem três áreas de potencial preocupação:

1. A aplicação rápida de energia pode resultar numa restauração de resina mais fraca devido à formação de polímeros mais curtos;

2. É possível que aplicações rápidas de energia possam reduzir a resistência à tração diametral; e

3. Poderá haver um nível limite a partir do qual uma resina tem boas propriedades e, por conseguinte, energias mais elevadas resultariam em resinas mais frágeis.

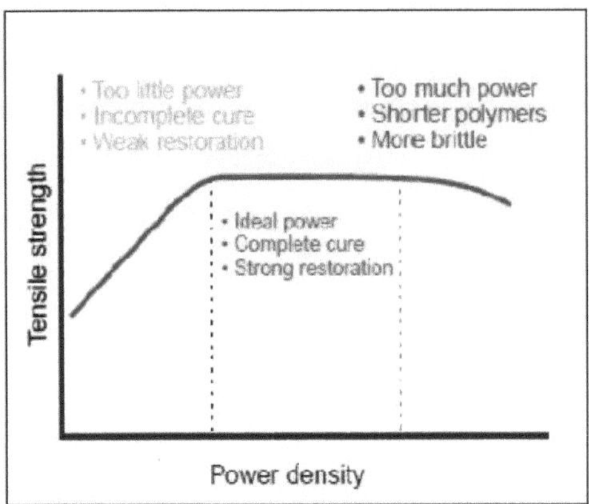

Figura 19- Um gráfico da relação teorizada entre a densidade de potência e a resistência à tração diametral. Isto mostra que existe um limite a partir do qual uma resina tem boas propriedades. Energias mais elevadas podem resultar em resinas mais frágeis. (Adaptado de Kelsey WP, Blankenau RJ, Powell GL, et al. Requisitos de potência e tempo para utilização do laser de árgon para polimerizar resinas compostas. J Clin Laser Med Surg 1992;10:273-8).

Cura descontínua

A polimerização descontínua utiliza normalmente um atraso de pulso. Isto é semelhante a segurar uma luz de halogéneo a uma certa distância de um dente para iniciar a cura, e depois aproximá-la da restauração durante o tempo de exposição apropriado.

Na descontínua, é utilizada uma luz suave ou de baixa intensidade para iniciar uma polimerização lenta que permite que a resina composta flua da superfície livre (não ligada) da restauração em direção à estrutura dentária (ligada). Isto reduz a tensão de polimerização nas margens e pode reduzir a "linha branca" ou outras aberturas ou defeitos marginais. Para completar o processo de polimerização, a intensidade do próximo ciclo de polimerização é muito aumentada, para produzir a energia necessária para uma polimerização óptima.

Cura por retardamento de impulso

É uma modificação do método de polimerização por etapas. **Na fotopolimerização por impulsos, é aplicado um único impulso de luz a uma restauração, seguido de uma pausa e depois de uma segunda fotopolimerização por impulsos de maior intensidade e duração.** É melhor pensar neste método como um aumento gradual interrompido.

Neste método, uma exposição de curta duração e baixa intensidade é fornecida à última camada incremental. A luz de baixa intensidade abranda a taxa de polimerização, o que permite a retração até que o material se torne rígido, o que supostamente resulta em menos problemas nas margens. O segundo impulso, mais intenso, leva o compósito ao estado final de polimerização. A polimerização por impulsos é normalmente feita com lâmpadas de halogéneo[18].

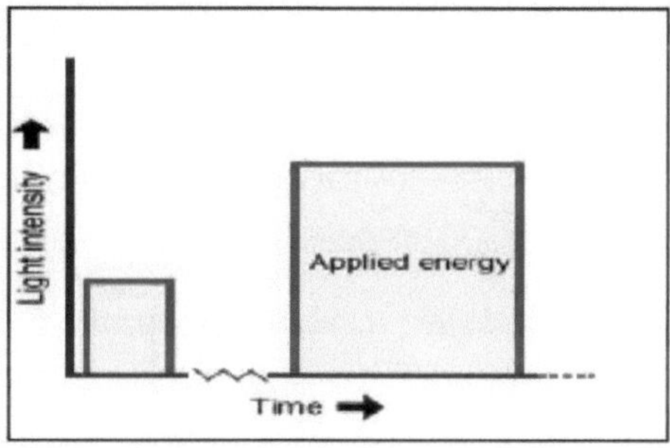

Figura 20 - Cura por atraso de impulsos. Um gráfico da técnica de cura descontínua com atraso de impulso (cortesia de Hary F. Albers).

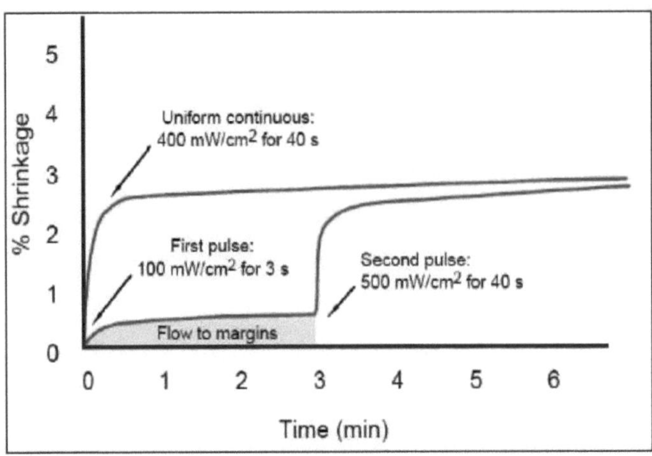

Figura 21 . Gráfico da redução típica da deformação resultante da cura em dois impulsos separados durante um período de 3 minutos. O primeiro impulso é de baixa energia para permitir que o compósito permaneça melhor ligado às margens. O segundo impulso, mais tardio, é de alta energia para completar a conversão do compósito. (Cortesia de Hary F Albers.)

3 Técnica de fotopolimerização localizada

Durante muitos anos, acreditou-se que a contração ocorria sempre em direção à fonte de luz nos compósitos de resina fotopolimerizável. Para orientar a contração na direção das paredes da cavidade, foram desenvolvidas 3 técnicas de fotopolimerização localizadas.

Nesta técnica, utilizando cunhas reflectoras de luz, o compósito curado do lado vestibular e do lado lingual encolhe em direção à parede vestibular e lingual e as cunhas reflectoras de luz direcionam a contração do incremento gengival para o pavimento gengival. Mas a eficácia desta técnica tem sido questionada.

Contrariando a teoria de que a contração ocorre na direção da luz de cura em sistemas de fotopolimerização, estudos recentes mostraram que a direção da contração da polimerização não foi significativamente afetada pela orientação da luz de cura recebida. Em vez disso, a forma da cavidade e a qualidade da ligação determinaram a direção dos vectores de polimerização[76].

NOMENCLATURA PARA A CURA DA RESINA COMPOSTA

A discussão das complexidades da polimerização de compósitos requer uma nomenclatura comum que descreva os vários componentes e interações envolvidos no processo. Oito dos principais fabricantes de polímeros dentários concordaram em adotar a nomenclatura aqui descrita para comunicar os resultados da investigação sobre polímeros, bem como, potencialmente, para a rotulagem dos produtos[18].

1. Requisitos de comprimento de onda do compósito.
2. Comprimento de onda gerado pela unidade de cura
3. Energia total aplicada
4. Intensidade do comprimento de onda que a unidade de cura emite
5. A energia de que o compósito necessita
6. Sequência de aplicação de energia (Como é que a energia é aplicada?)

1. Requisitos de comprimento de onda do compósito.

A. Requisitos espectrais (SR)

O termo requisitos espectrais (SR) para a fotopolimerização descreve a gama de comprimentos de onda de energia que é absorvida pelos foto-iniciadores no material polimerizável. Por outras palavras, a largura de banda dos comprimentos de onda necessários para ativar o(s) foto-iniciador(es) num compósito específico ou as larguras de banda que absorvem a energia da luz e formam os radicais livres necessários para a polimerização.

Exemplo: SR = 460 a 470 nm; especificado pelo fabricante do compósito para iniciadores de canforoquinona.

Cada material compósito deve indicar o SR numa gama específica de comprimentos de onda. Já existe um termo para este efeito em física: a "largura total a meio máximo" (FWHM). O termo dentário requisitos espectrais (SR) para a fotopolimerização é o mesmo e é definido como o ponto 50% abaixo de cada curva de um gráfico que representa a absorção da resina em função do comprimento de onda aplicado. Embora a FWHM possa ser utilizada, a SR é mais facilmente compreendida em relação à medicina dentária; assim, a SR é o termo dentário preferido e a FWHM deve ser utilizada para estabelecer este número.

2. Comprimento de onda gerado pela unidade de cura

A. Sobreposição espetral

Os compósitos mais recentes incorporam múltiplos foto-iniciadores para melhorar as propriedades de polimerização da restauração. Isto tem implicações na polimerização, porque cada iniciador é ativado num comprimento de onda diferente. É importante que o comprimento de onda da lâmpada de polimerização inclua os comprimentos de onda de absorção do foto-iniciador (ou seja, que haja sobreposição espetral entre os comprimentos de onda da lâmpada e os do foto-iniciador).

As lâmpadas de halogéneo emitem um grande número de comprimentos de onda de luz (ou seja, têm uma grande largura de banda), o que lhes permite ativar uma vasta gama de fotoiniciadores. As lâmpadas laser emitem uma largura de banda estreita, o que lhes permite ativar apenas os foto-iniciadores que respondem a essas poucas larguras de banda. Estas unidades não polimerizam totalmente muitos dos compósitos mais recentes que incluem uma variedade de foto-iniciadores. Por conseguinte, é mais provável que a utilização de dispositivos de polimerização a laser resulte numa restauração de compósito inferior. As lâmpadas de polimerização por arco de plasma [PAC] também têm uma largura de banda relativamente estreita de comprimentos de onda de polimerização, embora a sua amplitude de ativação seja maior do que a das unidades laser. No entanto, uma vez que o cordão cheio de plasma filtra a luz, a mudança do cordão pode alterar a largura de banda.

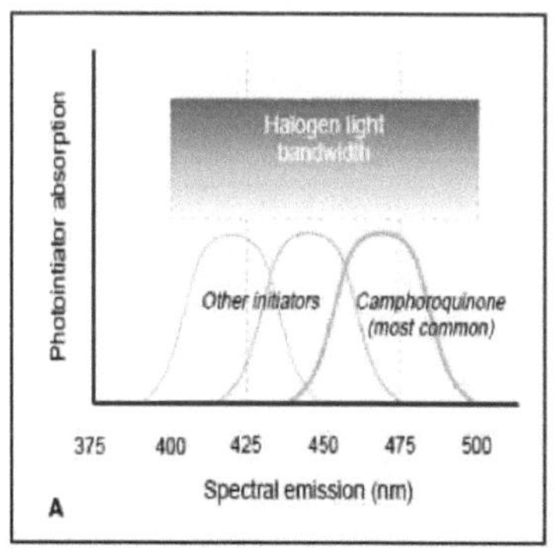

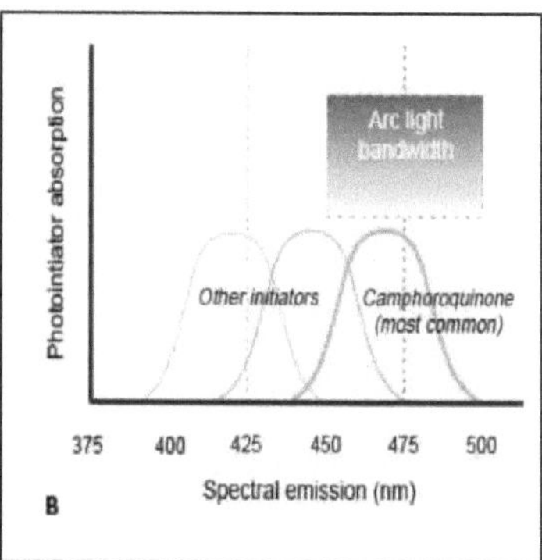

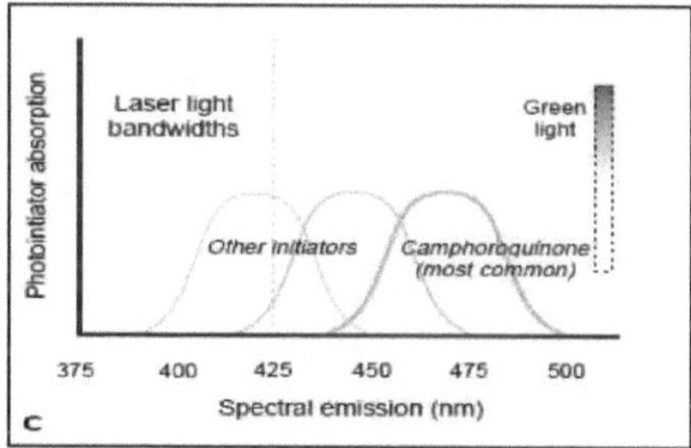

Figura 22- . A sobreposição espetral mostrando as curvas típicas de absorção do fotoiniciador para *A*, lâmpadas de halogéneo, *B*, arco voltaico, e *C*, laser (Cortesia de Hary F Albers)

B. <u>Emissão espetral e densidade de energia</u>

<u>Emissão espetral</u>

O termo emissão espetral (SE) para a fotopolimerização descreve a saída espetral da unidade de cura numa gama de frequências (normalmente 400 a 500 nm). A largura de banda deve permitir a sobreposição espetral das gamas de absorção espetral (SR) dos foto-iniciadores. Caso contrário, a iniciação e a polimerização resultante são ineficientes.

Exemplo: SE = 400 a 500 nm; especificado pelo fabricante da luz de cura.

O termo para este facto em física é "densidade de energia" (DE), que é a energia emitida por uma fonte de luz, geralmente em todas as larguras de banda. Esta emissão é concentrada por colimação para um tamanho de ponto específico. Alguns fotopolimerizadores colimam a luz para um diâmetro mais pequeno, chamado tamanho do ponto, para aumentar a densidade de energia. Geralmente, o diâmetro da ponta de polimerização ou o tamanho do ponto deve ser do tamanho de um dente típico, que é de 9 mm por 11 mm para um incisivo central. Um tamanho de ponto demasiado pequeno obriga a ciclos de polimerização sobrepostos. Em Além disso, as guias de luz curvas perdem geralmente alguma intensidade e uniformidade em comparação com as guias de luz rectas.

Densidade energética (ED)

Os compósitos são curados através da absorção de energia do foto-iniciador. A energia é uma unidade que inclui a intensidade da luz e a duração da aplicação da luz numa determinada área. Por exemplo, um compósito típico requer uma exposição de 40 segundos a 400 mW de luz de 400 a 500 nm por centímetro quadrado. A medida de energia é o joule. Um joule é a energia gerada por 1 watt durante 1 segundo.

Densidade de energia (DE): a densidade de potência (DP) multiplicada pelo(s) tempo(s) de exposição.

Exemplo: O compósito típico necessita de 16 joules para polimerizar corretamente. Este valor é calculado por

$ED = 800\ mW/cm^2 \times 30\ s = 16\ J/cm^2$

$400\ mW/cm^2 \text{ x } 40\ s = 16 J/cm^2$

A densidade de energia de 16 joules pode ser gerada pela cura a 800 mW durante 20 segundos ou 400 mW durante 40 segundos. Assim, **os tempos de cura dependem da intensidade da luz.**

O termo densidade de energia (DE) tem sido utilizado em medicina dentária para definir a energia emitida em comprimentos de onda específicos (normalmente 400 a 500 nm ou mais) e deve ser mantido. O novo termo, emissão espetral (SE) para fotopolimerização, é proposto como um termo dentário para as larguras de banda necessárias para os foto-iniciadores encontrados nas resinas dentárias (e, intencionalmente, as larguras de banda emitidas pelas unidades de polimerização dentária), porque é mais preciso e se enquadra na outra nomenclatura. É importante que a largura de banda da emissão espetral para a fotopolimerização de uma unidade de polimerização seja suficientemente ampla para garantir uma sobreposição espetral efectiva com todos os foto-iniciadores utilizados nas resinas compostas actuais.

O SE para fotopolimerização deve incluir a saída da ponta de todos os comprimentos de onda que uma unidade de polimerização emite. Estes podem ter um efeito sobre a polpa, bem como sobre a cura do compósito. Isto seria expresso como SE/450 a 475 nm = 12 joules/cm^2 de um total de 18 joules/cm^2. De forma abreviada, a expressão seria 18 J/SE: 450 a 475 nm = 12 J.

3. Energia total aplicada

Densidade de energia (DE): a densidade de potência (DP) multiplicada pelo(s) tempo(s) de exposição.

4. Intensidade do comprimento de onda que a unidade de cura emite

A. Densidade de potência (Irradiância)

A intensidade da radiação incidente na gama de comprimentos de onda "apropriada" e o tempo de irradiação são cruciais para a conclusão da polimerização e determinam o desenvolvimento das propriedades físicas e mecânicas dos materiais de restauração de resina composta fotopolimerizáveis.

A irradiância (I) expressa indiretamente a taxa de emissão de fotões e, por conseguinte, a dos radicais livres gerados. Expressa em mW/$cm^{2.}$ Esta é a saída da maioria das unidades de cura e é referida como a "**densidade de potência**".

O termo densidade de potência (PD) refere-se à regulação da potência na unidade de cura.

A maioria das unidades tem apenas uma definição, "ligado" ou "desligado", enquanto as unidades mais recentes têm muitas definições de potência. A densidade de potência é expressa em miliwatts por centímetro quadrado (mW/cm^2). É utilizado um centímetro quadrado porque é o tamanho mais próximo do tamanho de uma faceta típica ou de uma restauração posterior.

A potência de saída é determinada utilizando um radiómetro espetral de laboratório dentro da largura de banda desejada (normalmente 400 a 500 nm). A energia fora da largura de banda desejada, como os infravermelhos, que aquecem o dente, também deve ser registada. .

O tempo de irradiação (t), a uma dada irradiância, determina o número total de radicais livres gerados, embora não necessariamente de forma proporcional em ambos os casos.

Foram feitas algumas recomendações sobre a irradiância minimamente aceitável para um determinado tempo numa determinada espessura incremental, por exemplo, 280 mW/cm^2 durante 60 s para incrementos de 1 mm, 400 mW/cm^2 durante 60 s para incrementos inferiores a 2 mm e 600 mW/cm^2 , mas ainda não há consenso sobre uma exposição adequada ou "densidade de energia" (I·t em mJ/cm^2), ou seja, para causar uma polimerização aceitável

B. Gama de potências (PR) :

A gama de potências indica a gama de densidades de potência de uma determinada unidade de cura.

PR = 400 mW/cm^2 para muitas unidades mais antigas; as novas unidades poderão ter PR = 25 a 800 mW/cm^2.

5. A energia de que o compósito necessita

A energia para uma polimerização óptima (EOP) pode ser utilizada isoladamente para agentes de ligação onde não existe uma profundidade significativa.

EOP@D (densidade de energia necessária para uma polimerização óptima a uma profundidade específica) refere-se à energia total necessária para polimerizar de forma óptima um compósito a uma profundidade específica. O comprimento de onda necessário deve ser especificado e devem ser incluídas as reacções de luz e de escuridão em 24 horas. O termo EOP@D, em que D é a medida em milímetros para a profundidade de cura, deve ser expresso em joules por centímetro quadrado (J/cm^2).

Exemplo:

16 J/cm^2 @ 2 mm indica que a polimerização óptima pode ser alcançada para um incremento de 2 mm com um ED de 16 J/cm^2; especificado pelo fabricante do compósito. Um compósito EOP@2mm: 8 J/cm^2, seria curado em 20 segundos a 400 mW/cm^2, ou em 10 segundos a 800 mW/cm^2, e atingiria a polimerização óptima a uma espessura de 2 mm. Para o compósito com enchimento a granel, a abreviatura é EOP@5mm (indicando um requisito de 5 mm de profundidade de cura).

A ausência de "D" após EOP indica que a informação sobre a profundidade não foi incluída e descreve apenas a energia necessária para uma polimerização óptima à superfície

6. Sequência de aplicação de energia (EAS) (Como é aplicada a energia?)

A sequência de aplicação de energia (EAS) é a prática através da qual a energia é aplicada à resina. É a técnica de polimerização utilizada pelo dentista para iniciar a resina. A largura de banda exacta (dentro de 10 nm), a densidade de potência, bem como qualquer tempo entre passos de cura adicionais devem ser indicados.

O EAS descreve a forma como a quantidade de densidade de potência e o tempo são aplicados. Quando o fator de configuração (fator C) é pequeno, o EAS pode não ter grande significado clínico.

O fator C está relacionado com o número de superfícies dentárias às quais o compósito é colado. Quanto maior for o número de paredes opostas, maior será o fator C e mais significativo será o efeito da contração da polimerização. Quando o fator C é elevado, o EAS pode fazer uma grande diferença no selamento marginal e na técnica de colocação sugerida.

Os EAS podem também ser descritos em classes; a mais comum seria a do tipo I, seguida da do tipo II, e assim por diante. Os potenciais avanços futuros e os sistemas melhorados podem ser construídos com base nestes conceitos.

Os tipos de EAS são

1. Contínuo uniforme: cura linear tradicional com uma densidade de potência.

2. Rampa: um aumento lento e constante da intensidade, de uma densidade de potência baixa (50 a 100 mW/cm^2) para uma densidade de potência elevada (800+ $mW/cm^{2)}$.

3. Passo: uma densidade de potência baixa durante um curto período de tempo, seguida de uma densidade de potência elevada durante um período de tempo mais longo.

4. Impulso de alta energia: um tempo de cura curto que é apenas uma parte do EAS.

5. Atraso de impulsos: baixa densidade de potência durante um curto período de tempo, seguido de um período de espera e depois alta densidade de potência.

O EAS pode ser abreviado como: tempo@PD - tempo@PD para curas simples (etapa) ou tempo @ PD-(espera entre parênteses)-tempo@PD para cura dupla (pulso), e assim por diante. Criar uma cura suave significa trabalhar com o material a uma taxa de conversão baixa e depois completar a polimerização mais tarde. É importante compreender que todos os compósitos parecem normais após um curto ciclo de cura, mas a avaliação visual é um mau indicador do efeito real.

Por exemplo,

1. Algumas unidades (por exemplo, ESPE) utilizam uma sequência de cura escalonada de 10@100 a 30@800, o que significa 10 segundos a 100 mW e 30 segundos a 800 mW em sequência imediata, ou, numa abreviatura mais compreensível, 10 s/100 mW- 30 s/800 mW.

2. Outra unidade (por exemplo, Bisco) utiliza a cura por impulsos: 3@200-(3-5 min)-10@600; o que significa 3 segundos a 200 mW, e depois esperar 3 a 5 minutos, e depois 10 segundos a 600 mW. Isto também pode ser abreviado como 3 s/200 mW/espera 3 min/10 s/600 mW.

2

3. Muitas unidades (por exemplo, Demetron) utilizam uma cura em rampa de 100 a 1000 mW/cm durante 10 segundos, o que é descrito como 10@100-1000. Uma cura por impulsos de 10 segundos (1000+) (designada por cura por explosão) é um 10@1000 contínuo.

A energia de impulso (PE) é uma combinação específica de tempo e densidade de potência (como 3 s @200mW/cm^2, etc.) utilizada para cada passo de cura para curar uma resina. A energia de impulso faz parte de todo o EAS utilizado para iniciar um sistema de resina. Não se aplica à cura contínua. O primeiro impulso é a cura inicial (a cura suave é tecnicamente incorrecta) e o segundo impulso é a cura final. As luzes ESPE, Bisco e Kerr utilizam energia de impulso em diferentes modos[18].

Factores que afectam a eficiência da unidade de fotopolimerização

A eficiência das unidades fotopolimerizadoras é um fator crítico para a polimerização óptima da resina composta fotopolimerizável. Os factores clínicos que influenciam a eficiência podem ser divididos em 4 categorias[73]

1. Factores relacionados com as resinas compostas

- Tipo e concentração de cargas e outros componentes
- Sombra de materiais à base de resina
- Tipo de fotoiniciadores
- Espessura da resina (Profundidade de cura)

2. Factores associados às unidades de fotopolimerização

- Tamanho da unidade de fotopolimerização Ponta
- Tipo de fotopolimerizador
- Tempo de exposição
- Intensidade de saída da lâmpada
- Angulação da ponta da luz
- Propagação do feixe
- Distância do tempo de cura à superfície do compósito
- Aumento da temperatura durante a cura
- Efeito da autoclavagem na ponta de fotopolimerização
- Grau de conversão

3. Aspectos ambientais

- Efeito da atmosfera circundante
- Efeito da luz ambiente e de funcionamento

4. Outra questão

- Efeito da estrutura dentária

Factores relacionados com as resinas compostas

1. Tipo e concentração de cargas e outros componentes

O teor de carga afecta as propriedades ópticas e de cura da resina. Quando um raio de luz interage com a superfície de um compósito, parte da luz pode ser parcialmente reflectida e outra parte refractada. A densidade, o teor e o tamanho do material de enchimento determinam a intensidade com que a luz é dispersa no material[86].

A absorção e a dispersão da luz dentro do material conduzem à atenuação da luz. As partículas de enchimento mais pequenas (0,1 µm a 1 µm) têm a dispersão máxima porque estes tamanhos de partículas correspondem à gama de comprimentos de onda do foto-iniciador.

Os compósitos com microenchimento são mais difíceis de curar do que os compósitos com macroenchimento, que têm enchimentos maiores de quartzo e vidro. Do mesmo modo, os microenchimentos dispersam mais luz do que os micro-híbridos[73]. A orientação das cargas afecta as diferenças de coeficiente de absorção e dispersão nas resinas compostas reforçadas com fibras. Existem diferenças significativas no número de partículas de carga, tamanho e área ocupada para as resinas compostas de partículas finas de diferentes marcas[86].

2. Sombra de materiais à base de resina

A dispersão da luz ao longo da opacidade e do brilho influencia a perceção da cor e da aparência do dente[89]. Quando a luz encontra substâncias translúcidas, como os dentes e os materiais de restauração estética, podem ser descritos quatro fenómenos associados à interação da substância com o fluxo de luz:

1) Transmissão especular do fluxo luminoso,
2) Reflexão especular da luz à superfície

3) Reflexão difusa da luz à superfície e

4) Absorção e dispersão da luz no interior da substância.

Quando a luz passa através de um material translúcido, sofre absorção e dispersão. A luz é dispersa em inclusões num material e a absorção atenua o feixe de luz[90].

As cores mais escuras e/ou as resinas mais opacas tendem a absorver mais luz e, por isso, requerem um tempo de cura mais longo. A uma profundidade de 1 mm, um compósito de cor escura atinge apenas dois terços da profundidade óptima de polimerização obtida em cores translúcidas. Os fabricantes especificam normalmente um protocolo de cura recomendado para cada cor e tipo de compósito à base de resina[73].

3. Tipo de foto-iniciadores

Um foto-initador deve estar presente em concentração suficiente para reagir ao comprimento de onda adequado da unidade de cura da luz. Uma concentração excessiva pode afetar negativamente a cura completa dos compósitos à base de resina. A maioria dos compósitos à base de resina contém foto-iniciadores de canforoquinona, que podem causar um amarelecimento indesejável da estética final. Assim, estão a ser utilizados compostos mais brancos e mais transparentes derivados de óxidos de acilfosfina (por exemplo, óxido de monoacilfosfina) e α-diketonas (por exemplo, fenilpropanodiona [PPD]).

O tipo de foto-iniciador nos compósitos à base de resina influencia significativamente a eficiência de polimerização do material ao longo da largura de uma restauração. Também determina a unidade de fotopolimerização mais adequada para polimerizar um determinado tipo de compósito à base de resina, uma vez que o comprimento de onda emitido por uma unidade de polimerização deve corresponder ao espetro de absorção ou ao pico de absorção do fotoiniciador nesse compósito à base de resina.

Os compósitos à base de resina contendo canforoquinona podem ser facilmente curados com unidades QTH e, até certo ponto, por outras unidades. O maior problema é com os compósitos à base de resina que contêm PPD e óxido de monoacilfosfina, uma vez que as unidades disponíveis no mercado ou correspondem parcialmente ao seu espetro ou não o conseguem fazer. Para ultrapassar este problema, sugere-se o emparelhamento destes iniciadores, uma vez que apresentam uma taxa de conversão mais elevada. Assim, para uma seleção adequada da unidade de fotopolimerização, os fabricantes devem especificar nos rótulos dos produtos a saída de energia e a largura de banda espetral necessárias para os compósitos à base de resina foto-iniciados[73].

Factores associados às unidades de fotopolimerização

1. Tamanho das pontas do fotopolimerizador (geometria das pontas)

Existe uma grande variedade de guias de luz disponíveis no mercado que pretendem adaptar-se a diferentes procedimentos operatórios com base em diferentes situações clínicas. As guias de luz estão disponíveis em diâmetros de 3 mm, 8 mm, 10 mm, 11 mm, 13 mm e 14 mm. Numa unidade de fotopolimerização com uma ponta de diâmetro padrão (11 mm), a energia da luz é mais difusa, enquanto que numa unidade de fotopolimerização com uma ponta mais pequena (turboguia de 3 mm), é mais concentrada.

Estas pontas de pequeno diâmetro das unidades de fotopolimerização aumentam a saída de energia luminosa em 8 vezes, mas também aumentam a temperatura das restaurações e da estrutura dentária durante a polimerização[92]. Por isso, devem ser usadas com cautela. Além disso, a intensidade da luz da ponta do fotopolimerizador diminui do centro para os bordos, formando um padrão de polimerização em forma de bala. Esta variabilidade na intensidade da luz através da face da ponta de fotopolimerização pode causar uma polimerização incorrecta de restaurações em caixa proximal de resina composta e restaurações extensas[92].

2. Distância e ângulo entre a luz e a resina

A intensidade de luz efectiva disponível para a fotoactivação dos monómeros de resina é também influenciada pela distância entre a ponta do fotopolimerizador e o material restaurador[93]. A intensidade de luz que atinge a superfície da restauração de compósitos à base de resina é inversamente proporcional à distância da ponta do feixe de fibra ótica da luz de polimerização à superfície do compósito[73]. A intensidade diminui de acordo com o quadrado da distância[94]. Além disso, para todas as unidades de fotopolimerização, a profundidade de cura geralmente diminui à medida que a distância da ponta aumenta[95].

O significado clínico desta lei física é particularmente relevante para restaurações de Classe II, onde podem ocorrer distâncias até 10 mm entre o degrau cervical e a ponta da lâmpada[93].

A distância ideal da fonte de luz ao compósito é de 1 mm; com a fonte de luz posicionada a 90 graus da superfície do compósito[97] ou a ponta deve estar a menos de 3 mm do compósito à base de resina para ser eficaz. Para uma tonalidade mais escura, os incrementos devem ser limitados a 1 mm de espessura[73].

Uma ponta com um valor R mais elevado (ponta turbo) é mais eficiente se a distância entre a ponta e o compósito for inferior a 5 mm. Para uma distância superior a 5 mm, as pontas com um valor R mais baixo (normal) são melhores. Isto deve-se ao facto de a luz nas fibras ópticas seguir a lei física da reflexão especular. O cone de luz gerado nas fibras ópticas é refletido de forma especular para o exterior. Se o diâmetro de saída da guia de luz for menor do que o diâmetro de entrada, é criado um cone de luz mais estreito.

A ponta "turbo" é normalmente considerada uma opção para aumentar o desempenho de polimerização das lâmpadas. No entanto, os médicos devem ser alertados para o facto de que, quando utilizada numa área cervical de Classe II a uma determinada distância da ponta de emissão, em vez de se obter um aumento, a ponta turbo irá obter uma redução do desempenho para um valor limítrofe e, por esse motivo, a sua utilização nesta condição clínica não é recomendada. Assim, ao utilizar pontas com um valor R mais elevado em cavidades profundas, o tempo de exposição deve ser aumentado para além dos valores geralmente indicados para as técnicas de estratificação ou pelo fabricante do compósito[74]. Com muitas lâmpadas de polimerização, é necessária uma maior densidade de potência (de cerca de 600 mW/cm^2) para assegurar que 400 mW/cm^2 atinjam o primeiro incremento de compósito numa caixa posterior[18]. Além disso, é provável que seja aconselhável reduzir a espessura da primeira camada de compósito para assegurar a polimerização adequada do material restaurador também nas áreas mais profundas da preparação da cavidade[74].

Embora tanto a intensidade como a profundidade de cura diminuam com o aumento da distância, a relação entre estes factores e a distância pode não ser semelhante para todas as luzes de cura[97].

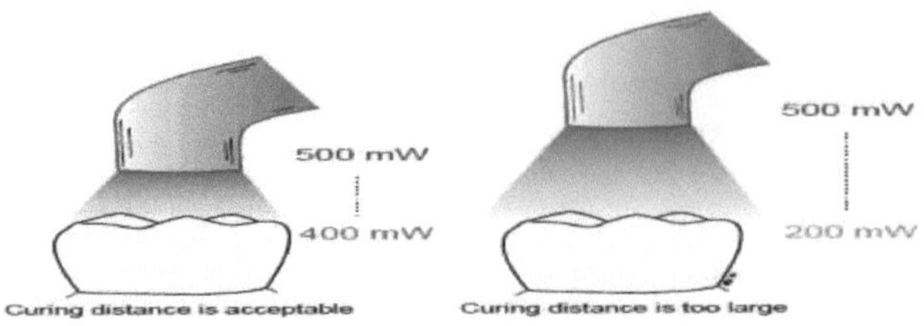

Figura 23- Em restaurações profundas e de difícil acesso, a distância entre a guia de luz e o compósito pode aumentar, o que geralmente reduz a densidade de potência na superfície em mais de 70%.

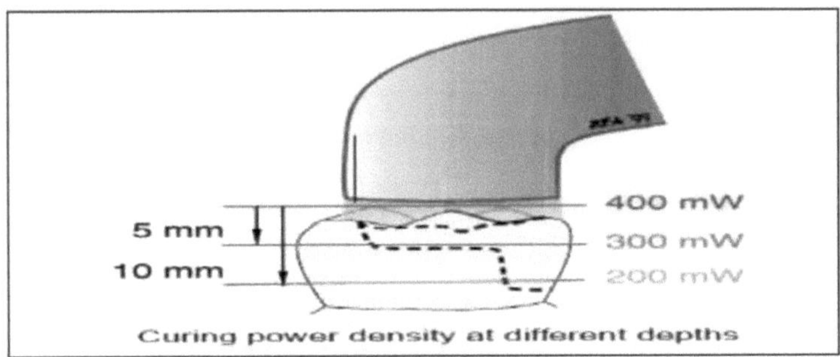

Figura 24 - Representação esquemática de uma redução de 50% da intensidade luminosa nas zonas mais profundas de uma preparação (Cortesia de Hary F Albers)

Numa edição da sua revista Professional Products Review, a American Dental Association (ADA) descobriu que à medida que a distância da extremidade da guia de luz aumentava de 2 para 9 mm, havia uma redução de 68% na irradiância para a luz Bluephase 16icuring (Ivoclar-Vivadent, Amherst, NY) e uma redução de 52% para a luz Demi curing (Kerr Corp., Orange, CA), mas apenas uma redução de 35% para a unidade Fusion (DentLight, Richardson, TX)[98].

3. Ângulo e trajetória da luz

Um ângulo de colocação de 90° é crítico para a penetração em profundidade da energia da luz[6]. À medida que o ângulo diverge de 90 graus em relação à superfície do compósito, a energia luminosa é reflectida e a penetração é grandemente reduzida. Isto pode ser demonstrado colocando a barra de luz contra um radiómetro e observando a queda dos valores de intensidade mostrados no medidor.

Um feixe de luz cria um ponto circular quando mantido perpendicularmente à superfície da restauração. A ponta do bastão da unidade de fotopolimerização deve estar sempre paralela à superfície da restauração para obter a máxima intensidade de luz na superfície. À medida que o bastão é inclinado, a forma circular muda para uma elipse (maior área de superfície) e, assim, diminui a intensidade da luz, uma vez que a energia é distribuída por uma área maior.

Nas preparações de molares, a crista marginal do dente adjacente bloqueia a luz quando colocada num ângulo.

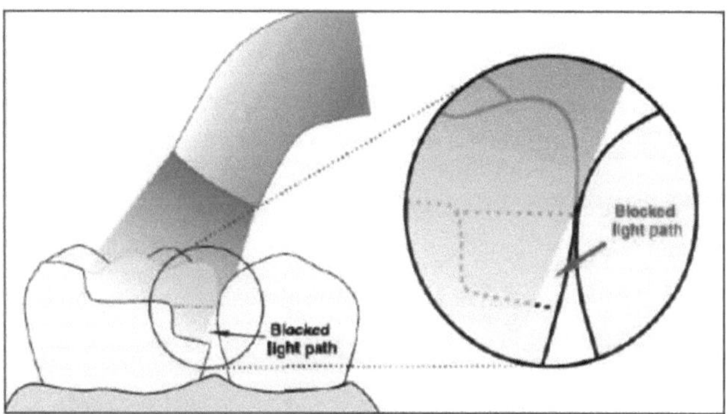

Figura 25 A distância entre a ponta da guia de luz e o fundo da cavidade de uma preparação típica de Classe II foi registada por Price como sendo de 6,3 mm com um desvio padrão de 0,7 mm em 15% das restaurações com profundidade superior a 8 mm. (Cortesia de Hary F Albers)

Esta distância pode ser aumentada quando os anéis de separação ou as matrizes se interpõem no caminho da ponta de luz. Por conseguinte, um ângulo de colocação de 90° é fundamental para a penetração em profundidade da energia da luz. Quanto mais colimada ou canalizada for a luz, menos ela diverge e se espalha à medida que se afasta da área a ser curada, pelo que há mais energia disponível em profundidade.

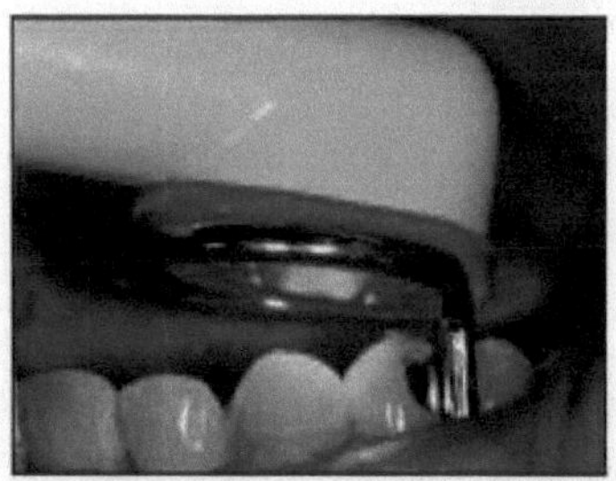

Figura 26 - A distância entre a ponta da guia de luz e o fundo da cavidade de uma preparação típica de Classe II pode ser aumentada quando o anel de separação ou as matrizes se interpõem no caminho da ponta de luz.

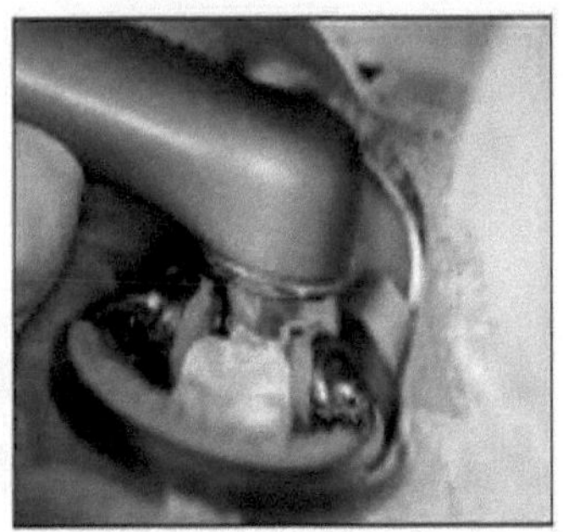

Figura 27 - Muitas pontas de polimerização de vidro têm um ângulo de 35° a 50°, tornando impossível atingir o ângulo de 90° intra-oralmente, especialmente em restaurações posteriores de Classe II.

Em restaurações profundas, particularmente em locais posteriores, um caminho direto de luz para toda a restauração pode ser bloqueado. A área crítica da margem gengival é mais frequentemente afetada. Algumas guias de luz não são suficientemente curvas para permitir um ângulo de exposição de 90 graus num dente molar[6].

4. Posição da varinha

Em algumas situações clínicas, a área da resina a ser polimerizada é maior do que a da ponta da luz de polimerização. Nestes casos, o operador é confrontado com a opção de manter a varinha de polimerização estacionária e polimerizar o material secção a secção ou mover lentamente a varinha sobre toda a superfície da restauração durante o ciclo de polimerização.

Dispersão e refração da luz, que são factores limitantes da profundidade de polimerização e do grau de polimerização da resina devido à presença de partículas de carga e à alteração do índice de refração da matriz orgânica à medida que esta polimeriza para formar uma massa sólida a partir de uma pasta espessa. Quando a luz é movida continuamente, o padrão de dispersão também se altera, resultando em diferentes intensidades de luz que atingem os aspectos internos da restauração. Não ocorre uma acumulação de energia suficiente, o que resulta numa polimerização incompleta.

Por conseguinte, as amostras expostas a uma fonte de luz contínua e constante beneficiam de todo o ciclo de cura para fornecer energia suficiente às áreas remotas da restauração para induzir corretamente a polimerização, ao passo que as amostras expostas a uma fonte de luz em movimento não beneficiam dessa vantagem.

Um grau significativamente maior de polimerização pode ser alcançado com o posicionamento estacionário do bastão em comparação com o movimento lento da luz sobre a superfície da restauração durante o ciclo de polimerização.

Como resultado, recomenda-se vivamente que a luz de polimerização seja mantida estável durante o ciclo de polimerização e, se a restauração for maior do que a área a ser irradiada, devem ser utilizadas aplicações múltiplas e estacionárias de luz, em vez de mover o bastão lentamente sobre a superfície da restauração. Isto resultará numa polimerização mais profunda e completa do material de restauração, melhorando assim o desempenho clínico da restauração de resina[96].

5. Tipo de fotopolimerizador

Cada unidade de fotopolimerização tem as suas próprias especificações de comprimento de onda, vantagens, desvantagens e eficiência de polimerização. Observou-se que a luz é mais absorvida pelos compósitos à base de resina com as unidades laser e que a dispersão é maior com as unidades de halogéneo de tungsténio de quartzo (QTH).

Devido aos amplos espectros de comprimentos de onda disponíveis para as unidades QTH, a diminuição da penetração da luz causada pelo aumento da dispersão da luz de comprimentos de onda mais curtos é compensada pelos comprimentos de onda mais longos, que podem transmitir facilmente através do material e atingir camadas mais profundas.

Embora as luzes das unidades laser tenham uma melhor absorção, os dispositivos têm uma largura de banda limitada e emitem comprimentos de onda mais próximos do pico de absorção do foto-iniciador. Assim, as unidades QTH são mais eficientes do que as unidades laser para compósitos à base de resina curados com luz visível. Por outro lado, devido à sua propriedade inerente de coerência, não há perda de potência à distância nas unidades laser como se verifica nas unidades QTH. Por conseguinte, são as unidades de eleição para áreas inacessíveis[73].

6. Intensidade

A intensidade de cura de uma luz azul de 468 ± 20 nm tem sido de cerca de 400 mW/cm^2 durante muitos anos. Os problemas ocorrem quando a intensidade mínima não é atingida. Existem quatro causas comuns para a diminuição da intensidade:

1. medida que as lâmpadas das lâmpadas de cura envelhecem, a intensidade da luz azul pode diminuir,

2. As quedas de tensão podem afetar a produção de luz azul,

3. A esterilização das pontas de cura pode reduzir a transmissão da luz e

4. Os filtros destinados a aumentar a transmissão da luz azul podem degradar as hastes de luz Existem hastes de luz que podem concentrar a luz num pequeno ponto para aumentar a densidade de potência.

Vários aparelhos de radiómetro podem medir a intensidade da luz azul, geralmente em comprimentos de onda de 400 a 500 nm. As unidades de cura devem ser verificadas todos os meses com um radiómetro para assegurar a produção de uma intensidade de luz azul adequada. Quando a intensidade é baixa, a substituição da lâmpada, do filtro ou da ponta de polimerização normalmente faz com que a intensidade volte a um nível aceitável[18].

7. Espessura da resina

A espessura da resina afecta grandemente a cura da resina. A polimerização óptima ocorre a profundidades de apenas 0,5 a 1,0 mm, devido à inibição do ar à superfície e à dificuldade com que a luz penetra na resina.

Um estudo clássico mostrou que 7 dias após um ciclo de cura de 40 segundos, um compósito de 1 mm de profundidade (de cor clara) é curado até 68 a 84% da dureza óptima, medida pela dureza da superfície.19 A 2 mm, este mesmo compósito tem apenas 40 a 60% da dureza desejada. A 3 mm, tem apenas 34% da dureza. Assim, os compósitos devem ser curados em incrementos não superiores a 1 a 2 mm. Isto pressupõe uma fonte de luz óptima e um compósito de tonalidade clara (por exemplo, A1, B1). Em alguns estudos, o aumento do tempo de cura para 2 minutos aumentou a profundidade de cura; no entanto, o tempo de cura adicional tem efeitos limitados na profundidade de cura. A declaração do fabricante de que um compósito tem uma profundidade de polimerização de 6 mm é enganadora. Isto implica que o compósito pode ser colocado em incrementos de 6 mm, mas ao fazê-lo resulta numa contração excessiva da polimerização, margens abertas e aumento da tensão no dente[18].

8. Inibição do ar

O oxigénio no ar compete com a polimerização e inibe a fixação da resina. A extensão da inibição da superfície está inversamente relacionada com a carga de enchimento. A camada não curada pode variar de 50 a 500 μm (ou mais), dependendo da reatividade dos foto-iniciadores utilizados. As resinas não preenchidas devem ser curadas e depois cobertas com um gel inibidor de ar, como uma camada fina de vaselina, glicerina ou produtos comerciais, como o Oxyguard (J. Morita), e depois curadas novamente. Alguns esmaltes têm foto-iniciadores que são suficientemente reactivos para tornar isto desnecessário. Além disso, a cura através de uma matriz aumenta a polimerização da superfície porque a matriz reduz a inibição do ar[18].

9. Tempo de exposição

Os compósitos fotopolimerizados polimerizam durante e após a ativação da luz visível. Estas duas reacções de cura são conhecidas como reacções de "luz" e "escuridão". A reação de luz ocorre enquanto a luz da unidade de cura penetra no compósito. A reação de escuridão, também designada por polimerização pós-irradiação, começa imediatamente após a luz de cura se apagar e continua até 24 horas, mesmo na escuridão total, mas a maior parte ocorre dentro de 10 a 15 minutos após a cura[18]

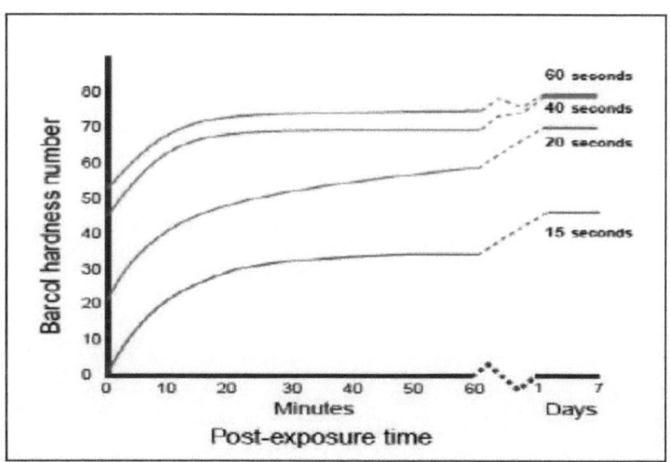

Figura 28 - O compósito continua a curar depois de a luz de cura ser desligada. Este gráfico ilustra a reação escura típica (polimerização pós-irradiação) de uma resina composta fotopolimerizada. (Fonte: R. Leung, Fan P, Johnson W. Polimerização pós-irradiação de resina composta activada por luz visível. J Dent Res 1983;62:363-5).

A polimerização adequada de compósitos à base de resina e agentes de ligação à dentina não depende apenas das unidades de luz de polimerização, mas também da duração ou tempo de exposição [62,73]. Um estudo clássico de Leung mostra que os compósitos fotopolimerizáveis tradicionais têm de ser polimerizados durante pelo menos 40 segundos para iniciar uma reação que garanta que a polimerização continuará até ao fim[99].

A maioria das unidades de luz de cura com uma densidade de potência de 800 mW/cm^2 requer um tempo padrão de 20 segundos para curar até uma profundidade de 2 mm a 2,5 mm. Para uma unidade que emite 400 mW/cm[(2),] é necessário um tempo de exposição de 40 segundos para curar uma camada de 2 mm de espessura de um compósito à base de resina. Assim, o aumento da densidade de potência da lâmpada reduz o tempo de exposição necessário a uma determinada profundidade e também aumenta a taxa e o grau de cura[42]. Além disso, como a densidade de energia é um produto da intensidade multiplicada pelo tempo de exposição[100], a mesma energia pode ser consumida em intensidades elevadas ou baixas, modificando o tempo de exposição para maximizar a eficiência energética.

O tempo de exposição necessário pode ser influenciado pelo tipo de unidade de fotopolimerização, pela tonalidade das hemácias e pela formulação das hemácias. Assim, não é possível utilizar um tempo de exposição universal recomendado pelos fabricantes para todos os cenários clínicos e condições de funcionamento. A polimerização excessiva (polimerização durante um período de tempo mais longo) não é prejudicial, mas não melhora as propriedades de um material.

Foi observado que são necessários tempos de exposição superiores aos recomendados para otimizar a resistência à flexão para uma espessura incremental de um RBC. Para determinar as durações exactas de exposição necessárias para obter propriedades óptimas dos RBCs, foi defendido um teste de raspagem de cápsulas, que é um procedimento simples de raspagem em cadeira de escritório concebido para desenvolver um guia de exposição personalizado. O conteúdo das cápsulas é extrudido 24 horas mais tarde e o resíduo não polimerizado é removido por raspagem manual com uma espátula de plástico. A espessura do espécime resultante é medida em função da duração da exposição[73].

10. Intensidade de saída da lâmpada

A intensidade da lâmpada é determinada pela sua potência nominal e pelo diâmetro do guia de luz. É necessária uma densidade de energia adequada (ou seja, a intensidade multiplicada pelo tempo de exposição) para a cura correta dos compósitos à base de resina. Por conseguinte, a intensidade de saída da lâmpada deve ser sempre mantida para prolongar a vida clínica da unidade de cura.

Normalmente, a emissão de luz da lâmpada e a sua eficácia de corte diminuem com o tempo. Isto é causado principalmente pelo aquecimento e arrefecimento alternados da superfície da ponta, levando ao embaciamento ou turvação da ponta devido à condensação de vapores de mercúrio, vapores de solventes do sistema de ligação ou humidade. Por vezes, a resina adere à ponta durante a cura, dispersando a luz e reduzindo a eficácia da unidade de luz de cura. Por conseguinte, é necessário limpar regularmente a superfície do espelho com cotonetes embebidos em álcool ou solventes de metiletilcetona ou utilizando uma roda de borracha numa peça de mão de baixa velocidade. Isto tende a preservar e renovar a eficácia de reflexão da lâmpada[73].

11. Espalhamento do feixe/ Perfil do feixe

O perfil do feixe refere-se à distribuição da luz azul de polimerização pela superfície da ponta do guia de luz. Algumas luzes fornecem energia de forma homogénea e uniforme sobre a superfície da ponta de luz, enquanto outras têm pontos quentes e frios de fornecimento de energia sobre a superfície da ponta de luz, fornecendo energia de forma desuniforme[101].

O feixe de luz dispersa-se normalmente a partir da sua origem na ponta da unidade de luz de cura, levando a uma distribuição não homogénea da intensidade da luz. Assim, à medida que o bastão se afasta da superfície da resina, tanto a intensidade da luz como a quantidade de cura diminuem. A uma distância superior a 6 mm para as luzes QTH, a saída pode ser inferior a um terço da da ponta. Esta falta de homogeneidade pode resultar numa polimerização não homogénea abaixo da ponta da guia de luz[102]. Por isso, é necessário "escalonar" a luz ao longo de uma restauração grande de modo a polimerizar adequadamente toda a superfície. Também para permitir uma maior aproximação a uma restauração de compósitos à base de resina, foram promovidas cunhas transmissoras de luz para a polimerização interproximal e pontas de focagem de luz para aceder às caixas proximais.

Um teste simples para verificar o espalhamento do feixe consiste em observar o diâmetro do ponto de luz. Se o diâmetro criado por um feixe de luz dirigido perpendicularmente a uma superfície a partir de uma distância de cerca de 100 mm for o mesmo que o diâmetro da ponta do bastão, então não há propagação do feixe. Também se recomenda a utilização de um tempo de exposição de 60 segundos com pontas emissoras maiores[73].

12. Alterações de cor em compósitos à base de resina após fotopolimerização

Os compósitos à base de resina apresentam frequentemente alterações de cor perceptíveis durante a polimerização, que são geralmente inaceitáveis[103, 104]. A luz de cura QTH tende a demonstrar mais amarelecimento dos compósitos à base de resina do que os díodos emissores de luz[105]. Assim, para uma correspondência precisa da cor dos compósitos à base de resina, deve ser fabricado um guia de cor personalizado utilizando amostras de resina curada. Isto é utilizado com um guia de cores universal para a seleção de cores de compósitos à base de resina[73].

13. Aumento da temperatura durante a cura

Foi proposto um risco potencial de lesão pulpar induzida pelo calor durante a fotopolimerização de compósitos à base de resina, porque o aumento de temperatura durante a polimerização pode ser superior aos valores normalmente citados como causadores de danos irreversíveis na polpa[106]. O risco é maior com sistemas de alta intensidade em comparação com sistemas de baixa energia. A intensidade da luz e o tempo de exposição parecem ser os factores mais importantes que causam alterações de temperatura durante a cura de compósitos à base de resina[107].

O aumento médio da temperatura da pasta produzido pelas diferentes unidades de fotopolimerização, por ordem crescente, é de :

QTH> LED > Células de cura de halogéneo melhoradas > Unidades de cura de arco Plama.

O maior aumento de temperatura ocorre durante a polimerização dos agentes de ligação como em comparação com a polimerização de compósitos à base de resina[108]. Estudos recentes mostraram que, embora as unidades de fotopolimerização causem um aumento de temperatura na câmara da pasta, nenhuma excedeu o valor crítico de 55,5 ^{0}C[109,110].

Assim, para evitar quaisquer danos térmicos na polpa, a escolha correta de uma unidade de fotopolimerização e do tempo de polimerização é importante quando se polimerizam compósitos à base de resinas activadas por luz. Além disso, a cura dos agentes de ligação deve ser efectuada com luz de baixa intensidade e a alta intensidade deve ser utilizada apenas para a cura de compósitos à base de resina, independentemente da unidade de fotopolimerização utilizada[73].

14. . Efeito da autoclavagem nas pontas de fotopolimerização

Durante a esterilização em autoclave, os instrumentos que estão a ser esterilizados tendem a formar incrustações, incluindo a ponta do fotopolimerizador. Este efeito pode ser minimizado através do polimento regular da ponta entre os processos de autoclavagem[73].

Factores associados ao ambiente

1. Efeito da atmosfera circundante

A intensidade da luz na superfície de uma restauração de compósito à base de resina é inversamente proporcional à distância entre a ponta das unidades de fotopolimerização e a superfície do compósito à base de resina. Isto deve-se à dispersão da luz pelas moléculas de ar no trajeto até à superfície da restauração. Assim, a ponta deve estar a menos de 3 mm da espessura da base de resina e, para as tonalidades mais escuras, a menos de 1 mm da espessura da base de resina para curar efetivamente a restauração[73].

2. Efeito das luzes ambiente e de funcionamento

Na medicina dentária unilateral, existem normalmente grandes probabilidades de exposição do material compósito à base de resina à luz ambiente e operacional, o que pode iniciar uma polimerização prematura. Isto resulta numa dificuldade de manuseamento dos compósitos à base de resina e numa redução do tempo de trabalho. A utilização de filtros amarelos e de filtros fotográficos à base de poliéster é eficaz para evitar esta ativação indesejada e para prolongar o tempo de trabalho. A utilização de cápsulas pré-embaladas de material compósito à base de resina também pode ajudar a evitar esta polimerização prematura do material[73].

Outros factores

1. Efeito da estrutura dentária

À medida que a luz atravessa a estrutura do dente (esmalte ou dentina), é absorvida e dispersa, resultando numa cura incompleta do material à base de resina

especialmente em zonas como as caixas proximais. Este efeito depende da espessura e do comportamento ótico do material interveniente [111]. O esmalte é muito transparente e permite a passagem de grande quantidade de luz, enquanto a dentina é consideravelmente menos transparente e praticamente não permite a penetração de luz. Assim, o tempo de exposição tem de ser aumentado por um fator de 2 ou 3 quando se tenta polimerizar a restauração através da estrutura dentária[112].

2. Polimerização à luz ambiente

O tempo de trabalho dos compósitos fotopolimerizados depende da luz do laboratório e da luz ambiente a que os compósitos são expostos. As diferenças entre estas fontes de luz podem afetar drasticamente o tempo de trabalho. Os compósitos mais recentes e de secagem mais rápida são ainda mais sensíveis[18].

3. Iluminação operacional

A maioria das luzes operatórias funciona a altas temperaturas que produzem espectros na gama azul. Este espetro é incluído para melhorar a seleção de cores das restaurações dentárias, mas inicia a polimerização[18].

Nota: Melhorar o tempo de funcionamento

O tempo de trabalho pode ser melhorado de duas formas:

1 . Colocar a luz operatória mais longe do campo de trabalho. Geralmente, duplicar a distância da luz operatória ao paciente aumenta consideravelmente o tempo de trabalho, ao mesmo tempo que fornece luz adequada para a colocação do compósito.

2 Colocar um filtro cor de laranja sobre o candeeiro de trabalho. Este pode ser fixado com Velc[18].

4. Luz incandescente

As lâmpadas incandescentes têm um baixo teor de luz azul e proporcionam o tempo de funcionamento composto mais longo [18].

5. Iluminação fluorescente

Em geral, a iluminação fluorescente tem o tempo de trabalho mais curto para compósitos fotopolimerizados, porque emite uma grande quantidade de luz azul. Os tubos com correção de cor emitem consideravelmente mais luz azul e têm frequentemente o tempo de trabalho mais curto de todos os sistemas de iluminação

Grau de conversão

O grau de conversão pode ser definido como a medida em que os monómeros reagem para formar polímeros ou como o grau em que as ligações duplas de carbono (C =C) são convertidas em ligações simples de carbono (C -C)[113]. Os compósitos de resina à base de Bis - GMA (metacrilato de éter diglicídico de bisfenol A) têm um grau de conversão de 55% a 65%, o que implica que 55% a 65% dos grupos metacrilato foram polimerizados após a cura do material. Isto deve-se ao impedimento estérico das moléculas em reação.

É diretamente proporcional à intensidade da luz e ao tempo de exposição e inversamente proporcional à profundidade de cura num material à base de resina. Não existe qualquer diferença entre o grau de conversão de compósitos à base de resina activados quimicamente e activados por luz com as mesmas formulações de monómeros.

Recentemente, foram introduzidos alguns sistemas de monómeros de alta conversão e alta resistência para reduzir os efeitos da instauração residual que podem prejudicar as propriedades mecânicas e químicas dos compósitos à base de resina. Estes incluem:

1. Aumentar o teor de TEGDMA (trietilenoglicoldimetacrilato) num comonómero bis -GMA :TEGDMA. Isto aumentará a conversão, mas tornará o material muito frágil e propenso a fracturas.

2. A utilização de um monómero diluente mais reativo (α-metileno -γ-butirolactona) demonstrou aumentar a taxa de conversão sem prejudicar as propriedades mecânicas. O grau de ligação cruzada na matriz polimérica pode ser aumentado pela adição de anidridos carboxílicos para desenvolver compósitos à base de resina mecanicamente mais fortes e mais resistentes ao desgaste.

Pensa-se que o aldeído e a dicetona aumentam o grau de reticulação ao reagir com ligações duplas de metacrilato e outros grupos funcionais pendentes e da espinha dorsal[73].

As duas principais caraterísticas de um monómero que afectam o grau de conversão e reatividade são a viscosidade inicial do monómero e a flexibilidade da sua estrutura química e o grau final de conversão de diferentes sistemas de monómeros aumenta na seguinte ordem[114]:

Bis-GMA < Bis-EMA < UDMA < TEGDMA

O grau de conversão (DC) de um compósito de resina é crucial para determinar o desempenho mecânico do material e a sua biocompatibilidade. Foi demonstrado que a resistência, o módulo, a dureza e a solubilidade estão diretamente relacionados com o grau de conversão do monómero.

Além disso, a avaliação das alterações da CC durante a polimerização é considerada uma ferramenta útil na caraterização e compreensão da cinética de polimerização utilizando diferentes formulações de compósitos de resina e técnicas de cura[115].

Durante a polimerização, os compósitos de resina dentária transformam-se de plástico viscoso através de uma fase visco-elástica borrachosa para uma fase vítrea elástica. Inicialmente, o compósito permanece na sua fase viscosa e é capaz de fluir antes de atingir a fase vítrea. Depois de passar o ponto de gel,

o impedimento estérico torna-se proeminente e com essas propriedades elásticas é mensurável.

O módulo de elasticidade aumenta com a conversão crescente, atingindo o seu nível final na fase vítrea. Por conseguinte, o grau de conversão tem um efeito substancial nas propriedades mecânicas finais obtidas e na resistência ao desgaste, sendo independente do método de cura[25].

A CD final depende principalmente de factores intrínsecos, como a estrutura química do monómero de dimetacrilato e a concentração do foto-iniciador, e de factores extrínsecos, como as condições de polimerização. Verificou-se que factores como o tipo de monómeros utilizados e a sua viscosidade, a quantidade e o tipo de partículas de carga, a quantidade e o tipo de iniciadores, o dispositivo de cura e o tempo de irradiação influenciam a CD[116].

Muitos estudos investigaram o efeito da carga de enchimento, tamanho e geometria no grau de conversão do compósito de resina. O grau de conversão diminui linearmente com o aumento do teor de carga opaca. O grau de conversão diminui nos compósitos cujas partículas de carga têm um tamanho mais próximo do comprimento de onda da luz de ativação. Isto deve-se ao efeito de dispersão das cargas deste tamanho que reduz a quantidade de luz transmitida através do compósito de resina[118]. Por conseguinte, a dispersão da luz produzida pelas nanocargas pode afetar negativamente as propriedades físicas dos compósitos com nanocargas[118]. Foi também referido que as cargas com tamanhos próximos de metade do comprimento de onda utilizado para a irradiação mostraram uma maior dispersão[119,120].

O grau de DC para um desempenho clínico adequado ainda não foi estabelecido. No entanto, foi estabelecida uma correlação negativa da profundidade de desgaste abrasivo in vivo com o DC para valores de DC na gama de 55-65% . Assim, pelo menos para camadas de restauração oclusais, não são recomendados valores de DC inferiores a 55%[115].

Profundidade de cura

A "profundidade de cura" (DOC) - refere-se normalmente à espessura de um RBC que está "adequadamente" curado. A partir do momento em que a luz da unidade de fotopolimerização (LCU) atinge o compósito, esta é atenuada. A atenuação adicional ocorre à medida que a luz viaja através do material. A luz pode ser reflectida, dispersa ou absorvida pelo material. Como resultado, a penetração da luz é reduzida, pelo que as partes mais profundas da restauração não são totalmente polimerizadas e a profundidade de polimerização é limitada[122].

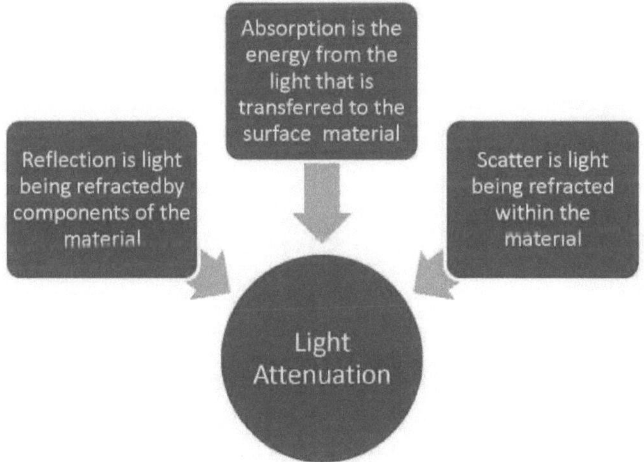

A reflexão ocorre quando a luz encontra uma mudança no índice de refração (RI) do material. Um exemplo disto pode ser entre o ar e a superfície do compósito. Uma vez que estes dois meios têm índices de refração diferentes, a luz é reflectida na superfície do compósito. Assim, se menos luz entrar na resina, ocorre menos polimerização e a **profundidade de cura** diminui[123].

A dispersão é a reflexão que ocorre no interior do compósito, muitas vezes devido a partículas de enchimento (também podem ser outras caraterísticas do compósito, como bolhas). O material de enchimento e a resina têm diferentes IRs e, por isso, quando a luz encontra uma partícula de material de enchimento, é reflectida e dispersa em várias direcções. Uma maior dispersão reduz a energia e a intensidade da luz, reduzindo assim a **profundidade de cura** que ocorre[123].

A absorção por um material compósito de resina ativa um iniciador químico dentro do compósito e os monómeros de resina sofrem uma polimerização de adição de radical livre. Isto transforma a pasta num material de restauração sólido e duradouro[124].

A luz precisa de ser colimada. Quanto mais colimada ou canalizada for a luz, menos ela diverge e se espalha à medida que se afasta da área a curar, pelo que há mais energia disponível em profundidade[5]

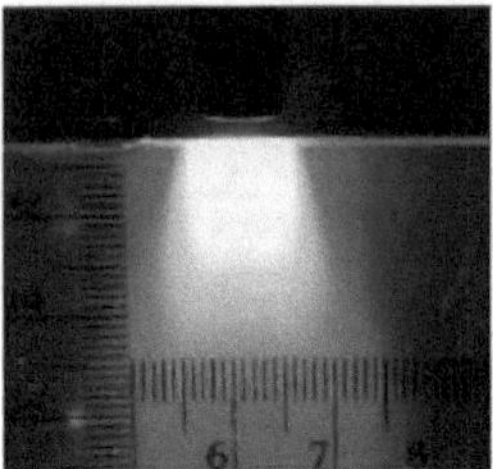

Figura 29 - A colimação da luz pode afetar drasticamente a potência em profundidade.

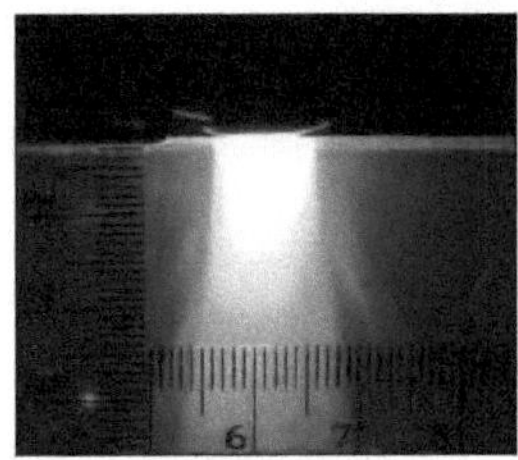

Figura 30 Pontas Turbo - A luz diverge, conduzindo a uma fraca energia à distância

As pontas turbo que canalizam a luz sofrem de fraca energia à distância e em situações únicas, tais como preparações de cavidades muito profundas, polimerização transdentária, compósitos opacos ou polimerização de cimentos de resina através de facetas cerâmicas indirectas, onlays ou coroas. Para estes casos, é obrigatório aumentar o tempo de polimerização[5].

FACTORES QUE AFECTAM A PROFUNDIDADE DE CURA

Há uma série de factores que afectam a profundidade de cura de um material compósito à base de resina:

1) O tipo de compósito

- A variação entre materiais do compósito é importante porque a atenuação da luz varia com a opacidade, o tamanho da carga, a concentração da carga e a tonalidade do pigmento. Os aditivos estéticos também podem ter um efeito, como os corantes fluorescentes e os absorventes ultravioleta para estabilização da cor[124].

- Foi efectuado um estudo para avaliar o impacto da transmissão da luz através de diferentes tonalidades de compósitos. Verificou-se que a transmissão da luz através dos tons escuros é reduzida devido à opacidade, pelo que os tons opacos diminuem a capacidade da luz de penetrar na massa do compósito de resina[125].

2) A qualidade da fonte de luz

- A luz deve ter o comprimento de onda correto para o compósito que está a ser utilizado, caso contrário este não cura[126].

- Por isso, o dentista deve certificar-se de que está a utilizar uma unidade de fotopolimerização que emite o comprimento de onda correto para o compósito que está a utilizar[124].

3) A distância da ponta de fotopolimerização ao compósito

- A ativação ocorre primeiro nas camadas superficiais do material, onde a intensidade da luz é maior.

- O potencial de ativação diminui exponencialmente em função da distância à superfície do enchimento.

- A intensidade da luz I_x a uma distância X da superfície é dada pela função:

$$I_x = I_0 e^{-\mu x}$$

Onde,

I_0= intensidade da luz à superfície

μ= coeficiente de absorção do material

Assim, à medida que a distância aumenta, a intensidade da luz $I_{x\ \text{decreases}}$, resultando numa menor ativação e subpolimerização do compósito de resina[127].

Uma profundidade de cura limitada terá consequências como a suscetibilidade **de**

fratura da restauração na margem cervical e **a infiltração de bactérias** levará a **cáries** recorrentes[122].

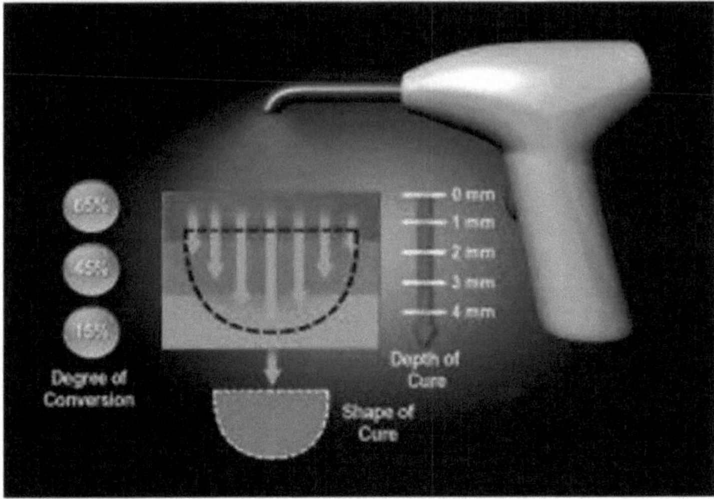

Figura 31- Diagrama do grau de conversão, profundidade de cura e forma de cura. Adaptado de Neeraj Malhotra , Kundabala Mala. Considerações sobre a fotopolimerização de materiais compósitos à base de resina: Revisão, parte II. Educação contínua 1,Compêndio 2010;31(8): 584-591

MÉTODO IDEAL

A técnica incremental é utilizada para assegurar que uma restauração está totalmente polimerizada e sem uma base subpolimerizada (conhecida como fundo encharcado). A restauração é construída e polimerizada em incrementos **não superiores a 2 mm** de profundidade. Entre cada polimerização, o dente deve ser arrefecido ao ar ou deixado durante alguns segundos para evitar o sobreaquecimento [122].

Para a maioria dos compósitos à base de resina, aconselha-se que cada incremento seja polimerizado durante **40 segundos** [12]6. No entanto, com as modernas unidades de LED com um comprimento de onda entre 1500 e 2000 mW/cm^2, a investigação demonstrou que o tempo de polimerização pode ser reduzido para 20 segundos [25].

O operador deve verificar se a ponta da luz está livre de quaisquer detritos e deve **começar a fotopolimerizar a uma distância de 1 mm do dente**, antes de se aproximar o mais possível do dente no espaço de 1 segundo. A ponta da luz deve ser **mantida em ângulo reto** com a superfície do dente[122].

Compósitos com enchimento a granel

Nos últimos anos, a indústria tem-se concentrado em reduzir o tempo de polimerização da resina utilizando luzes de polimerização mais fortes ou alterando a composição da resina. Os fabricantes introduziram novos compósitos, chamados compósitos à base de resina bulk-fill, que permitem uma maior profundidade de polimerização até 4 mm, evitando assim o demorado processo de estratificação[128].

Foi registada uma capacidade de autonivelamento melhorada[129], uma diminuição da tensão de retração da polimerização[130,131], uma deflexão reduzida da cúspide em cavidades de classe II normalizadas[132] e boas resistências de ligação, independentemente da técnica de enchimento e da configuração da cavidade[133]. Relativamente aos RBCs regulares, as alterações efectuadas nos RBCs de enchimento a granel para aumentar o DOC incidiram principalmente sobre as cargas, que geralmente aumentaram de tamanho em todos os materiais e diminuíram de carga nos compósitos de enchimento a granel de baixa viscosidade[134].

Os enchimentos de grandes dimensões (>20 mm), como observado em vários materiais (x-tra fil e x-tra ba, SureFil SDR flow, SonicFill,)[134], implicam uma interface total enchimento-matriz mais baixa em comparação com os compósitos regulares, reduzindo a dispersão da luz e aumentando a transmitância da luz azul em profundidade. A implementação de monómeros de maior peso molecular (SureFil SDR flow) ou de novos sistemas iniciadores (Ivocerin em Tetric EvoCeram Bulk Fill) são outras tentativas com o mesmo objetivo[135].

Variável de base

Os compósitos de resina são fotopolimerizados quando uma dose específica de energia é fornecida à resina, com a dosagem a variar significativamente entre diferentes marcas e tonalidades. A fotopolimerização tem sido muitas vezes considerada tão simples como usar um interrutor para ligar e desligar. Embora pareça simples e rotineiro, o processo envolvido é complexo. A durabilidade e a longevidade da restauração dependem muito do fornecimento exato da energia necessária para polimerizar a resina[101].

A gestão de quatro conjuntos de variáveis (variáveis CORE) é a chave para o sucesso clínico dos adesivos (identificado pelo Dr. Richard Price da Universidade de Dalhousie)[136]:

1. Luz de cura
2. Técnica do operador
3. Caraterísticas específicas do restauro
4. Necessidade energética da resina composta

<u>Luz de cura -</u>

Os dispositivos de fotopolimerização variam muito[101]:

1. Fonte de luz: halogéneo de quartzo, LED ou arco de plasma
2. Irradiância: a saída na ponta da luz de cura.
3. Tempo de cura recomendado
4. Linha de acessórios
5. Configuração da sonda/ponta de cura ou da lente,
6. Fonte de energia (bateria ou tomada)
7. Mecanismo de arrefecimento (se aplicável)

Antes de decidir qual a luz de cura a utilizar, devem ser analisados os seguintes dados do fabricante (bem como provas nesse sentido)[101]:

1. Qual é a irradiância na ponta da luz de polimerização e qual é a alteração na

irradiância à medida que a ponta é movida para uma distância clinicamente relevante de 8 mm da superfície do compósito?

2. Qual é o perfil do feixe de luz de cura? A irradiação é distribuída uniformemente pela superfície da ponta da guia?

3. Quais são os efeitos de aquecimento associados à luz de cura?

Técnica do operador e caraterísticas de restauro

Vários estudos investigaram o efeito da posição da luz de polimerização na polimerização do compósito. O operador deve estabilizar a luz durante a polimerização e deve manter a luz próxima e perpendicular à restauração. Embora a maioria das preparações permita um excelente acesso clínico à polimerização, algumas áreas são de difícil acesso. A própria ponta da luz de polimerização pode ser um fator limitante na aproximação da superfície ou na orientação para a mesma. Este facto foi bem demonstrado em estudos que utilizaram o simulador de paciente MARC® da BlueLight, um dispositivo único de formação de operadores de aparelhos de fotopolimerização.

O MARC® é um instrumento de medição da energia de fotopolimerização de nível laboratorial, clinicamente relevante. Os sensores de medição da energia luminosa são incorporados numa cabeça de tipodont e fornecem dados imediatos recolhidos por um computador do lado da cadeira. O MARC® mede a energia fotopolimerizável útil fornecida às restaurações simuladas e fornece um feedback imediato que permite ao utilizador melhorar as suas capacidades de fotopolimerização. Numa avaliação de 35 dentistas, apesar de os dentistas testados saberem que estavam a ser avaliados com o MARC®, verificou-se uma variação de dez vezes no fornecimento de energia entre operadores.

Muitos diâmetros das pontas das lâmpadas de polimerização LED são tão pequenos como 7 mm. Isto obriga a polimerizar restaurações maiores como várias restaurações mais pequenas para assegurar a fotopolimerização completa. A polimerização através da estrutura dentária ou de materiais de restauração translúcidos (porcelana) requer um aumento do tempo de polimerização e resulta numa maior produção de calor. O dente e a polpa devem ser arrefecidos durante a polimerização[101].

Requisitos de energia para a fotopolimerização completa do compósito

Cada marca e tonalidade de compósito tem o seu próprio requisito de energia que deve ser alcançado para proporcionar as propriedades e o desempenho pretendidos pelo fabricante. Muitos fabricantes não especificam os requisitos energéticos.

Como complicação adicional, alguns fabricantes alteraram ou adicionaram foto-iniciadores de compósitos, exigindo frequentemente uma combinação de fontes azuis e violetas para a fotopolimerização . Embora alguns dispositivos de polimerização tenham LEDs azuis e violetas para compensar estas alterações, não existem atualmente dados suficientes sobre as implicações clínicas para fazer quaisquer recomendações. Com a atual geração de compósitos, o aumento do tempo de cura pode assegurar uma polimerização adequada.

As diretrizes incluem:

1. As tonalidades opacas e mais escuras do compósito requerem tempos de cura mais longos.

2. Os compósitos fluidos requerem tempos de cura mais longos.

3. Os compósitos com microenchimento requerem tempos de cura mais longos.

Foi recomendado que uma amostra de compósito com 2 mm de espessura deve receber energia luminosa entre 21 J cm^{-2} e 24 J cm^{-2} para ser adequadamente polimerizada. As resistências à compressão dos compósitos foram afectadas negativamente quando receberam energia inferior a 12 J cm $^{-2}$.

Para uma colocação a granel de material de 4 mm, recomenda-se uma densidade de energia de, pelo menos, 23,51 J/cm^2 para EvoCeram Bulk Fill e x-tra fil e 47,03 J/cm^2 para SonicFill, respetivamente. Por outras palavras, recomenda-se um tempo de exposição de 20 segundos a uma irradiância moderada para todos os materiais para uma colocação em massa de 4 mm[101].

Problemas com a lâmpada de cura

Cobertura de bolbos

As lâmpadas tornam-se foscas quando o vidro que envolve o filamento fica turvo ou branco. Isto ocorre como resultado da deposição de óxidos metálicos, que se vaporizam e formam uma película no bulbo de vidro (que é chamado de envelope), ou um processo conhecido como desvitrificação, no qual as impurezas no envelope de vidro-quartzo cristalizam. A formação de gelo pode resultar numa queda de 45% na produção de luz de cura[137].

Escurecimento das lâmpadas

A deposição de prata e de outros óxidos metálicos na parte interna do vidro de uma lâmpada provoca uma descoloração negra. Embora o filamento continue a emitir luz, o óxido preto pode resultar numa queda de 74% na saída de luz de cura[137].

Queima de filamentos

Quando o filamento se parte, há uma perda total da emissão de luz[18].

Degradação dos reflectores

A degradação do refletor ocorre quando há uma perda da película reflectora ou se desenvolve um revestimento branco ou amarelo de óxidos sobre a superfície do refletor. Isto pode resultar numa queda de 66% na saída de luz de cura[137].

Devido a estes problemas, as lâmpadas de polimerização perdem gradualmente a intensidade. Um dentista deve ter à mão duas lâmpadas de substituição novas para cada lâmpada de polimerização utilizada, uma para substituição imediata e uma segunda para o caso de a lâmpada de reserva primária não funcionar. Trata-se de um pequeno investimento, tendo em conta o inconveniente considerável de uma falha da lâmpada de polimerização.

Os díodos emissores de luz têm, em geral, menos problemas de manutenção do que as lâmpadas de halogéneo, mas devem ser controlados quanto à diminuição da densidade de potência devido à acumulação de calor durante longos períodos de cura. O calor também pode resultar na degeneração do LED ao longo do tempo[18].

Envelhecimento da lâmpada

O envelhecimento faz com que a luz mude de um azul de comprimento de onda curto para um amarelo de comprimento de onda mais longo e reduz a quantidade disponível de luz de 468 nm (Fig.). Estas alterações são graduais e ocorrem em todas as lâmpadas de alta intensidade, incluindo as utilizadas para luzes de funcionamento. Embora a potência dos LEDs diminua com o tempo, os comprimentos de onda dessa potência permanecem mais consistentes[18].

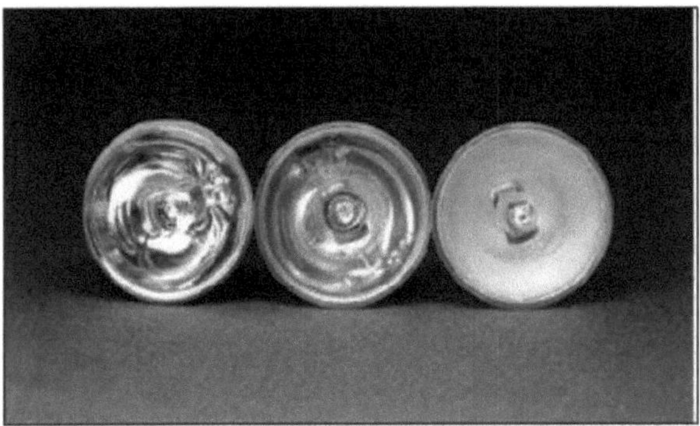

Figura 32 - A lâmpada da esquerda é nova e lê mais de 500 mW/cm². A lâmpada do meio tem 3 meses e lê 240 mW/cm2. A lâmpada da direita tem 9 meses e lê menos de 50 mW/cm². As três lâmpadas foram utilizadas na mesma unidade de cura 5 dias por semana. A lâmpada com uma leitura de 240 mW/cm² (meio) foi utilizada aproximadamente 30 a 120 minutos por dia durante cerca de 3 meses. A lâmpada com uma leitura inferior a 50 mW/cm² (direita) foi utilizada aproximadamente 30 a 120 minutos por dia durante 1 ano. Note-se que a lâmpada da direita apresenta a maioria das caraterísticas associadas à degeneração da lâmpada

Lâmpadas de melhor rendimento

Quando as unidades de fotopolimerização foram desenvolvidas, a lâmpada do projetor de diapositivos foi escolhida como fonte de luz devido à sua disponibilidade e tamanho reduzido. Infelizmente, a sua conceção resulta frequentemente num ponto de elevada intensidade no centro da guia de luz e numa menor intensidade nas extremidades. Esta queda de intensidade é mais grave em guias de luz de grande diâmetro. As lâmpadas de projetor também têm um revestimento refletor de prata que reflecte toda a luz visível para uma duplicação de cor correta. Apenas a luz de 468 nm é útil para a cura; os comprimentos de onda de luz desnecessários produzem calor indesejado que stressa os filtros.

Atualmente, a maioria das lâmpadas de cura podem acomodar lâmpadas especializadas para melhorar o seu desempenho. Além disso, podem ser utilizadas pontas de cura que colimam a luz até um tamanho de ponto mais pequeno (por exemplo, Turbotip, Dementron) para aumentar ainda mais a densidade de potência.

Foram desenvolvidas lâmpadas personalizadas (por exemplo, a OptiBulb, Demetron,) que oferecem as seguintes melhorias importantes em relação às lâmpadas convencionais[18]:

1. A lâmpada distribui a luz uniformemente para guias de luz de todos os diâmetros.
2. O refletor tem um design de prato profundo, com uma área de superfície maior, que recolhe mais luz do que as lâmpadas normais. Isto resulta numa maior eficiência e numa maior emissão de luz.

Seleção e manutenção de unidades de fotopolimerização

Seleção

Não existe uma unidade de polimerização por luz visível que seja a melhor, uma vez que diferentes unidades funcionam melhor para aplicações específicas. O diâmetro de polimerização, por exemplo, não é crítico na colocação apenas de restaurações de Classe III, Classe V e Classe IV; enquanto que uma unidade com um diâmetro de polimerização maior poupa tempo de cadeira ao polimerizar porções maiores de compósitos e facetas durante cada ciclo de polimerização. Os dentistas que colocam facetas indirectas devem ter uma ponta de polimerização larga e uma luz de alta intensidade (medida por um radiómetro). A intensidade mínima 2 para a cimentação fotopolimerizável de facetas indirectas lucentes é normalmente 400 mW/cm em todo o diâmetro da ponta de polimerização.

Em resumo, há vários factores que devem ser avaliados antes de adquirir uma unidade de cura por luz visível[18]:

1. Densidade de potência
2. Diâmetro máximo da ponta de cura
3. Uniformidade de potência ao longo do diâmetro da ponta de cura
4. Longevidade do espetro de luz adequado quando a unidade é ligada
5. Geração de calor no dente
6. Facilidade de utilização dos controlos e do temporizador
7. Durabilidade das pontas de cura à esterilização
8. Fiabilidade da unidade
9. Tamanho e portabilidade da unidade
10. Regulação da tensão

11. Relação preço/desempenho

Uma unidade fotopolimerizadora deve ser considerada um investimento a longo prazo, tal como uma peça de mão que é utilizada diariamente durante muitos anos. Recomenda-se a posse de mais do que uma unidade para que, se uma ficar inoperacional, a outra esteja disponível para completar os procedimentos em curso [18].

Manutenção

Devem ser verificadas várias caraterísticas para garantir que uma unidade de cura por luz visível está a funcionar na sua capacidade máxima[18].

Ponta de cura

A acumulação de compósito na ponta de cura pode reduzir muito a intensidade da luz. A acumulação de compósito ocorre quando a ponta de cura toca no compósito durante a cura. A distância ideal de cura é de 1 mm. Pelo menos um fabricante, a Demetron, oferece um kit de limpeza para eliminar a acumulação[18].

Cabos de fibra ótica

As fibras dos feixes de fibra ótica são frágeis e quebram se forem dobradas repetidamente. Devem ser evitados procedimentos e armazenamento que dobrem os cabos desnecessariamente[18].

Guias de luz

As pontas das guias de luz devem estar brilhantes e sem materiais. A autoclavagem pode ser utilizada para limpar a maioria das guias de luz, mas pode eventualmente causar alguma degradação, observada como turvação nas extremidades das fibras. A "escama de caldeira" resulta da autoclavagem repetida de guias de luz rígidas[18].

Limpeza da guia de luz[138]

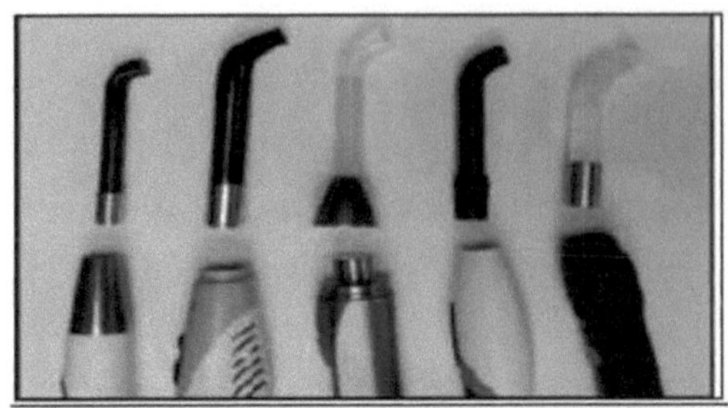

Limpar, desinfetar e esterilizar a guia de luz antes de cada utilização. Utilizar uma barreira de controlo de infecções.

PASSO 1 - Remover a contaminação grosseira da guia de luz após a utilização (máx. 2 horas).

PASSO 2 - Enxaguar bem a guia de luz (~ 10s) em água corrente ou utilizar uma solução desinfetante adequada sem aldeído.

PASSO 3- Utilizar uma escova/pano macio para remover manualmente os contaminantes. Qualquer composto aderido à luz deve ser removido, álcool e/ou uma espátula de plástico podem ajudar a remover o material. NÃO utilize quaisquer ferramentas afiadas ou pontiagudas que possam riscar a superfície da guia de luz.

PASSO 4 - Colocar a guia de luz para o tempo de aplicação especificado na solução, assegurando que fica completamente coberta. (Se necessário, utilizar um suporte ultrassónico ou escovar cuidadosamente com uma escova macia.) Recomenda-se um agente de limpeza enzimático neutro (por exemplo, Cidezyme/Enzol - J&J).

PASSO 5 - Retirar a guia de luz da solução e enxaguar abundantemente (~10s) em água da torneira normal.

PASSO 6 - Para desinfetar, coloque a guia de luz limpa durante o tempo de aplicação especificado na solução, assegurando que fica completamente coberta. Recomenda-se a utilização de desinfectantes que contenham oftalaldeído (por exemplo, Cidex OPA - Johnson & Johnson).

PASSO 7 - Retirar a guia de luz da solução e enxaguar abundantemente (~10s) em água da torneira normal.

PASSO 8 - Seque a guia de luz com um pano limpo e verifique se há superfícies danificadas, descoloração e/ou contaminação. Se a guia de luz ainda estiver contaminada, repita a limpeza e desinfeção. Não utilize guias de luz danificadas. (As guias de luz danificadas requerem substituição; no entanto, as pontas de luz fixas danificadas requerem a substituição da luz).

PASSO 9 - A limpeza e a desinfeção são essenciais para uma esterilização eficaz. APENAS a esterilização a vapor é aprovada.

(Se tiver sido utilizada uma barreira de controlo de infecções, não é necessário proceder à autoclavagem).

NB

Temperatura máxima de esterilização 134 °C (273 °F)

As guias de luz devem ser esterilizadas antes de cada utilização (exceto se forem utilizadas barreiras/mangas de proteção descartáveis)

As guias de luz em autoclave reduzem a emissão de luz .

<u>Limpeza de pontas de luz fixas</u>

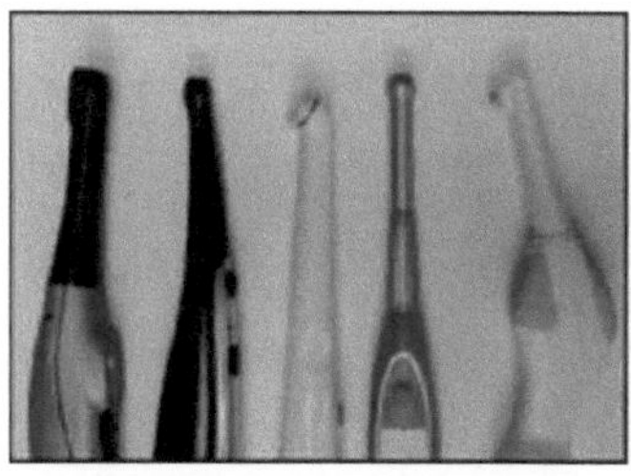

Limpar e desinfetar antes de cada utilização. Utilizar sempre uma barreira/manga de controlo de infecções de utilização única.

NÃO submergir em líquidos nem permitir a entrada de qualquer líquido ou outra substância estranha na peça de mão.

NÃO esterilizar a vapor as pontas de luz fixas.

NÃO limpar ou desinfetar com agentes muito agressivos.

PASSO 1 - Imediatamente após a utilização, retirar a manga tendo o cuidado de não contaminar o dispositivo.

PASSO 2 - Utilizar luvas de exame limpas. Se o dispositivo estiver visualmente contaminado, limpe-o com um detergente compatível com a solução desinfetante. Após a limpeza, limpe o dispositivo com um pano embebido em água para remover o detergente para instrumentos e seque com um pano limpo, sem pêlos e de utilização única (por exemplo, toalhetes Kimi ou toalhas de papel de cozinha normais).

PASSO 3 - Limpe cuidadosamente o dispositivo utilizando um pano de utilização única embebido numa solução desinfetante de instrumentos à base de álcool bactericida, virucida e fungicida aprovada de acordo com os regulamentos locais e utilize de acordo com as instruções de utilização do fabricante do desinfetante de instrumentos. Prestar especial atenção às costuras e inserções do dispositivo[138].

Tabela-2 Agentes de limpeza e desinfeção

Agentes recomendados	Não utilizar agentes que contenham
- Produtos CavicideTM	- Orgânicos, minerais e oxidantes
- Álcool isopropílico	ácidos (valor mínimo de pH 5,5)
produtos de limpeza à base de água	
(<40%	- Bases (valor máximo aceitável do pH)
álcool)	8.5)
- À base de álcool etílico	- Agentes de oxidação (por exemplo, hidrogénio
produtos de limpeza (<40% de	peróxido)
álcool)	- Halogéneos (cloro, iodo, brometo)
- Desinfetante Lysol	- Hidrocarbonetos aromáticos haloginizados
- Outros produtos não	- À base de lixívia
branqueadores e	
não abrasivo	produtos de limpeza (CloroxTM, SteriloxTM)
desinfectantes ou	- Produtos de limpeza abrasivos (e.r.-
produtos de limpeza	LimpadorTM)
	• Produtos de limpeza à base de acetona (por

	exemplo, removedor de verniz das unhas)
	• MEK(Metil Etil Cetona)

Filtros

A maioria das unidades de cura tem um filtro que seleciona o comprimento de onda adequado para bloquear o brilho, o calor, a luz e qualquer energia não utilizada no processo de cura. Este filtro está normalmente localizado entre a lâmpada de cura e a ponta do cabo ou a haste da pistola. Como os filtros podem furar, rachar ou descascar, devem ser verificados regularmente e substituídos se necessário[18].

Fãs

A ventoinha deve ser mantida limpa, aspirando o orifício de exaustão onde está montada. Não é necessário desmontar a unidade de cura para o fazer. As ventoinhas limpas funcionam mais frias e reduzem a possibilidade de danos causados pelo calor nas caixas ou noutros componentes eléctricos. Os ventiladores mais pequenos utilizados em muitas unidades do tipo pistola podem necessitar de substituição periódica devido ao desgaste dos rolamentos. Os rolamentos gastos são ruidosos; o ruído é um aviso de uma potencial falha da ventoinha. Uma ventoinha ruidosa deve ser reparada imediatamente pelo fabricante. Não opere uma unidade se a ventoinha deixar de funcionar.

A luz de halogéneo não está isenta de problemas: tal como todas as lâmpadas incandescentes, as lâmpadas de halogéneo perdem gradualmente os comprimentos de onda de maior energia na sua emissão de luz, que são necessários para a cura. Outro problema é o prateamento da lâmpada, ou seja, a lâmpada pode escurecer a partir do interior, reduzindo assim a intensidade da luz emitida[18].

Diretrizes de fotopolimerização

Com base nas evidências, as seguintes recomendações e ideias podem ser utilizadas para maximizar a energia da luz fornecida e melhorar a durabilidade das restaurações [139] :

1. Seguir as diretrizes recomendadas pelo fabricante relativamente aos diferentes produtos - (podem ser indicadas fontes de luz e tempos de exposição).

2. Assegurar que as fontes de luz produzem comprimentos de onda de alta intensidade compatíveis com o foto-iniciador

3. O operador deve utilizar óculos ou protectores "blue blocking" (cor de laranja).

4. O operador deve inspecionar a ponta da guia de luz para verificar se existem contaminantes ou danos na superfície.

5. Note-se que as barreiras de superfície podem diminuir a energia fornecida.

6. Utilizar filtros que removam as partes "mais quentes" da luz branca e evitem o aquecimento excessivo dos materiais. Isto deve-se à redução da transferência de calor que ocorre num curto período de tempo (o aumento de temperatura dos materiais activados pela luz é muito superior ao dos activados quimicamente, que demora mais tempo

7. Verificar e avaliar regularmente a eficiência da LCU utilizando equipamento cientificamente testado e não durante a utilização clínica

8. O doente deve ser posicionado de modo a ter acesso à fotopolimerização e a ver a ponta da luz.

9. A luz deve ser estabilizada durante a cura.

10. A posição da guia de luz deve ser posicionada de modo a aproximar-se da superfície do dente que está a ser restaurado.

11. A ponta da guia de luz deve estar perpendicular à superfície do dente a ser restaurado

12. Note-se que a colocação da fonte de luz num ângulo menos que perpendicular à preparação da cavidade pode levar a uma fotopolimerização incompleta

13. O operador deve iniciar a polimerização a uma distância de 1 mm do dente e aproximar-se o mais possível do dente no espaço de 1 segundo.

14. O tempo de polimerização deve ser aumentado para preparações com mais de 2 mm a 3 mm de profundidade (especialmente a caixa proximal das preparações da Classe II).

15. Entre cada ciclo de fotopolimerização, arrefecer o dente e a restauração ou aguardar alguns segundos.

16. O diâmetro da ponta de luz pode ter implicações na área a ser fotopolimerizada. Embora uma ponta de 8 mm de diâmetro possa satisfazer os requisitos da maioria das

restaurações, há alturas em que é necessária uma ponta de fotopolimerização de diâmetro mais largo.

Por exemplo, deve considerar-se uma ponta de diâmetro mais largo quando se colocam selantes ou compósitos nas superfícies oclusais de molares permanentes ou quando se fotopolimeriza a superfície facial completa de um dente anterior maxilar durante a colocação de facetas de porcelana ou facetas diretas de resina composta. Nessas situações, uma ponta de menor diâmetro exigiria uma sobreposição da ponta e várias áreas de polimerização para garantir a polimerização completa da restauração.

Segurança biológica da unidade de fotopolimerização

Desde a introdução das fontes de luz de alta intensidade, qualquer efeito biológico adverso associado a estas unidades tem preocupado os clínicos e levou à avaliação da segurança biológica das unidades e fontes de luz azul de alta intensidade[8].

Embora os efeitos biológicos adversos da luz ultravioleta (400 nm) sejam bem conhecidos, a utilização da luz azul tem sido largamente aceite em medicina dentária como tendo poucos efeitos nos tecidos para além da retina. No entanto, existem provas de que a luz azul pode não ser tão inócua para os tecidos como tem sido assumido pela comunidade dentária[140].

Os relatórios documentaram os efeitos da luz azul no ADN, na mitose das células, nas mitocôndrias e como geradores de espécies reactivas de oxigénio intracelular através da absorção pelas flavinas. Outros relatórios mostraram efeitos nos monócitos e nas vias antioxidantes dos monócitos. No entanto, em todos estes relatórios, as fontes de luz não eram as mesmas que as utilizadas em medicina dentária e as doses e durações da exposição à luz não eram relevantes para a medicina dentária restauradora (mas eram normalmente muito mais elevadas). A segurança da luz azul num contexto dentário foi, portanto, largamente assumida[140].

Wataha et al observaram que as três fontes de luz azul para fotopolimerização dentária (QTH, plasma, lasers) suprimem de forma significativa e irreversível a função mitocondrial celular numa linha celular padrão quando utilizadas durante períodos de tempo clinicamente relevantes a distâncias clinicamente relevantes. Os efeitos celulares não parecem ser causados apenas pelo aumento da temperatura, e os efeitos são dependentes da dose de luz. Observou também que, quando as células monocíticas humanas foram irradiadas, a secreção de TNF-α não foi induzida após a exposição.

Assim, a exposição à luz azul não pode ser considerada um possível fator de risco inflamatório nos tecidos dentários durante a polimerização de compósitos. Também é possível reduzir a toxicidade associada a um compósito à base de resina se o modo de polimerização for adaptado ao tipo de compósito à base de resina utilizado. Foi sugerido que são necessários testes adicionais de citotoxicidade em modelos animais antes de se poder confirmar os riscos clínicos[141].

Outra preocupação é a interferência electromagnética nos pacemakers cardíacos durante o funcionamento do equipamento dentário elétrico atual, incluindo as unidades de fotopolimerização. Embora os relatórios iniciais não tenham mostrado efeitos deletérios destas luzes de polimerização de compósitos na frequência ou ritmo dos pacemakers cardíacos ou dos cardioversores-desfibrilhadores implantáveis, a literatura mais recente indica que a luz de polimerização de compósitos operada a bateria pode produzir problemas em certos pacientes[142,8].

Geração de calor como preocupação biológica - O aumento de temperatura mais significativo durante a aplicação de restaurações diretas de resina composta verifica-se durante a fotopolimerização. O calor gerado pela fotopolimerização pode, teoricamente, danificar os tecidos pulpares e gengivais. A dentina comporta-se como um bom substrato de isolamento; no entanto, em cavidades profundas, uma espessura fina de dentina remanescente pode ser problemática. Com menos de 1 mm de espessura de dentina remanescente, um aumento crítico de temperatura de 5,6°C dentro da câmara pulpar deve ser levado em consideração[25].

Nos LEDs de potência modernos, até 93% da quantidade total de energia é ainda calor. Perante o facto de as gerações recentes de LEDs de alta potência atingirem intensidades de saída de até 2.000 mW/cm^2, o problema em cavidades profundas e próximas da gengiva pode ser ainda mais grave em comparação com as unidades de polimerização QTH. Por isso, alguns fabricantes já incluíram modos de polimerização especiais para adesivos e primeiras camadas para a dentina do fundo da cavidade em áreas profundas e próximas da polpa. No interior do compósito de resina, verificou-se que a temperatura aumenta até 10°C, pelo que, em cavidades profundas, são recomendados LEDs e QTHs com menor energia. As tonalidades mais escuras também promovem a geração de calor dentro do compósito de resina[25].

RISCOS OCULARES DAS LUZES DE CURA

A introdução do aparelho de polimerização por luz visível provocou grande entusiasmo. Para muitos, o nome implicava que a luz era inofensiva. Como é que a luz visível pode ser prejudicial? O olho humano está adaptado à luz difusa que se encontrava nas florestas onde o homem primitivo vivia. A maior parte dessa luz estava na faixa do amarelo e do verde; esse ainda é o comprimento de onda da luz mais adequado para o olho humano. A luz azul utilizada para polimerizar o compósito não é bem tolerada pelo olho humano.

Todos os sistemas de polimerização fotopolimerizados utilizam luz que é prejudicial à visão. O olho humano transmite 400 a 1400 nm de luz para a retina. A gama visual é de 400 a 700 nm. À medida que uma lente envelhece, fica amarela e absorve comprimentos de onda entre 320 e 400 nm. De todos os comprimentos de onda da luz visível, a luz azul é a menos essencial para a visão. A mácula lútea fornece um filtro amarelo na área central da retina e absorve os comprimentos de onda curtos da luz. A visão é mais nítida nesta área central, porque o filtro amarelo aumenta a acuidade.

Os atiradores, por exemplo, usam óculos de cor amarela para reduzir o desfoque azul e aumentar a nitidez do contraste. A distância focal do olho varia com os comprimentos de onda visíveis porque a lente refracta a luz azul de forma diferente dos outros comprimentos de onda da luz visível.

Geralmente, a luz azul não incide na retina, uma vez que o olho precisa de se concentrar na luz de maior comprimento de onda reflectida nos objectos. Além disso, a luz azul e outros comprimentos de onda curtos estão sujeitos a um fenómeno conhecido como dispersão. A luz azul é difundida pelos meios líquidos do olho através dos quais a luz é transmitida. Esta dispersão reduz a acuidade da visão. Nos doentes mais idosos, que têm uma maior incidência de partículas flutuantes no olho, a luz azul provoca uma desfocagem da visão.

Os primeiros investigadores a estudar as lesões oculares provocadas pela luz azul foram Zigman e Vaugh. Expuseram ratinhos à radiação UV próxima e registaram uma diminuição dos fotorrecetores ao fim de 10 semanas. Após 16 semanas, esta perda de fotorreceptores acentuou-se. A destruição continuou até que todos os fotorreceptores foram perdidos após 87 semanas. Vários estudos mostram que a luz azul é prejudicial para a retina dos macacos.

Griess e Blankenstein demonstraram que a exposição repetida a níveis baixos de luz azul produz lesões cumulativas da retina em macacos rhesus.39 Verificaram que o efeito aditivo das lesões da retina provocadas por exposições múltiplas era 91% superior ao das exposições únicas, quando o intervalo entre exposições era de 1 dia. Foi demonstrado que a luz azul forma radicais livres no olho, tal como acontece nas resinas compostas.

Contudo, na retina, estes radicais livres reagem com o teor de água das células, provocando a formação de peróxidos nas células visuais. Estes peróxidos são reactivos e desnaturam os delicados fotorreceptores do olho. Os resultados são prejudiciais para a visão.

Os investigadores estimam que a luz azul é 33 vezes mais prejudicial para os fotorreceptores da retina do que a luz UV. Pensa-se que mesmo pequenas doses de luz azul são prejudiciais. Tal como a química da cura de compósitos, o mecanismo bioquímico da visão utiliza ligações duplas carbono-carbono. Pensa-se que os fotorreceptores activos do olho humano dependem da rotação de uma ligação dupla carbono-carbono de uma molécula de vitamina A.

Uma fotoenzima mantém a vitamina A numa posição cis instável e de alta energia. Quando um fotão de luz atinge esta ligação dupla, a vitamina A passa para uma posição trans de baixa energia e desencadeia o processo de visão. A energia do trifosfato de adenosina (ATP) é utilizada para reposicionar a vitamina A de volta à posição cis instável e de alta energia, para que possa reagir novamente à luz. Mesmo pequenas quantidades de luz azul podem danificar ou destruir estes delicados fotorreceptores, dividindo as ligações duplas de alta energia dos fotorreceptores em radicais livres[18].

PROTECÇÃO DOS OLHOS

Na maioria das situações clínicas, a luz azul em contacto com os olhos é a luz reflectida. Muitos cientistas acreditam que a luz azul reflectida é menos nociva para os olhos, mas a investigação ainda não estabeleceu até que ponto é mais segura. Em todo o caso, os cientistas recomendam que os dentistas usem óculos de proteção ou escudos quando trabalham com lâmpadas de polimerização de luz visível.

Os óculos de proteção devem transmitir menos de 1% dos comprimentos de onda inferiores a 500 nm. A melhor proteção para os olhos é evitar completamente olhar para a fonte de luz de cura. Cobrir o local de cura com um objeto escuro seria o ideal. Uma forma simples mas eficaz de proteger os olhos das luzes de polimerização é cobrir o campo de polimerização com o lado refletor de um espelho bucal. Isto evita que o excesso de luz azul se reflicta contra a restauração e melhora a polimerização. Se o espelho não for suficientemente grande, um guardanapo dobrado cobre facilmente a maioria dos campos. Uma ligeira quantidade de brilho aparecerá através do guardanapo e mostra se a luz está ligada ou desligada. Se for necessário olhar para a fonte de luz para a colocação, é necessário usar proteção ocular.

Infelizmente, a maior parte dos óculos ópticos e das lentes de contacto de plástico transmitem a luz azul e a radiação de luz UV próxima com pouca atenuação. Estão disponíveis vários óculos de plástico coloridos e escudos de mão.

Alguns destes plásticos (normalmente vermelho e laranja) podem bloquear a luz azul. Podem ser cortados e transformados em protectores personalizados. Com o tempo, podem precisar de ser substituídos, uma vez que os corantes orgânicos utilizados para colorir o plástico se desvanecem com o uso. As lentes de proteção coloridas dos óculos são outra opção. A desvantagem é que requerem um período de recuperação de 2 a 6 minutos antes que a perceção normal da cor volte. Esta distorção temporária pode interferir com a capacidade de avaliar as tonalidades. É fácil testar a eficácia de uma proteção contra a luz. Os comprimentos de onda que prejudicam o olho são os mesmos que curam o compósito. Para testar um escudo (ou um par de óculos de proteção), tente curar o compósito fazendo incidir a luz de cura através do escudo sobre o compósito. Se o compósito puder ser curado, o escudo é ineficaz para a proteção dos olhos[18].

Radiómetro

Um radiómetro é um medidor de luz especializado que quantifica a saída de luz azul; um radiómetro determina a eficácia de uma unidade de cura medindo a intensidade da luz que sai da ponta da guia de luz. Os radiómetros são vendidos como pequenos dispositivos portáteis ou podem ser incorporados em unidades de cura. A maioria dos radiómetros mede a luz na largura de banda de 400 a 500 nm. Isto é mais amplo do que o exigido pela maioria dos fotoiniciadores e torna estas unidades menos fiáveis na avaliação de unidades de cura com saídas espectrais mais estreitas (ou seja, LEDs e lasers). Isto significa que o radiómetro típico não pode ser utilizado para comparar as eficiências dos LEDs e das unidades de cura de halogéneo[18]. Foram também introduzidos novos radiómetros LED para medir a intensidade de saída das luzes LED. Existem algumas diferenças entre os radiómetros LED e QTH[143]. Um radiómetro especializado capaz de medir uma largura de banda mais estreita em torno de 468 nm daria uma medição mais precisa da largura de banda espetral de qualquer unidade[18].

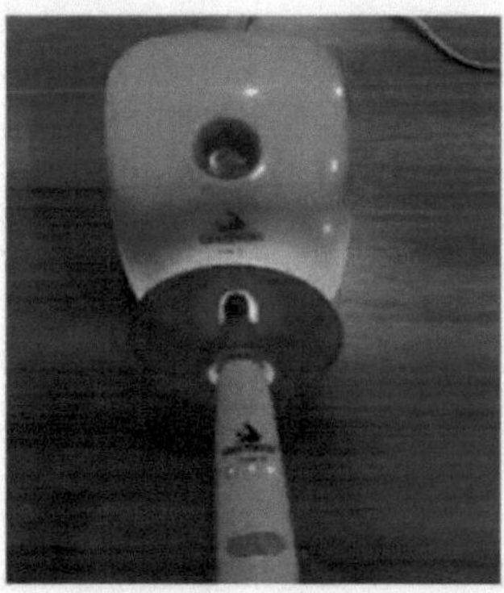

Figura 33 - Radiómetro

Partes do radiómetro

Os principais componentes de um radiómetro dentário típico são a caixa, os difusores, os filtros, um detetor e um visor[144].

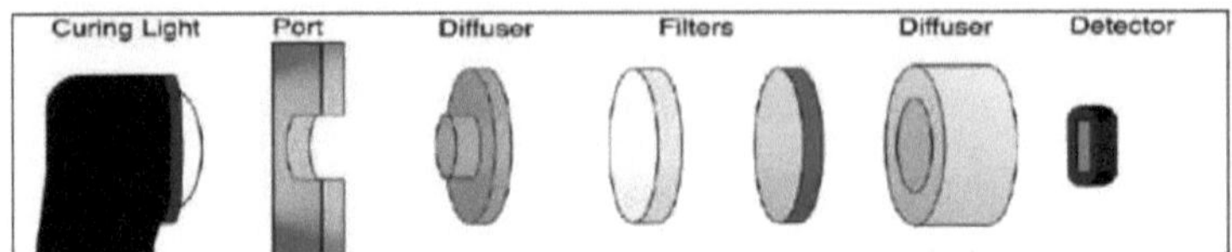

Figura 34 - Interior de um Radiómetro Demetron L.E.D.

1. O Porto

A luz entra no medidor através do orifício existente na caixa. O tamanho e a forma deste orifício são a primeira restrição à quantidade de luz que chega ao detetor.

2. Os difusores

A luz que entra no radiómetro terá áreas de alta e baixa intensidade; os difusores distribuem a luz antes de esta chegar ao detetor.

3. Os filtros

Os filtros reduzem seletivamente a intensidade da luz em determinados comprimentos de onda.4 A natureza e a quantidade de filtragem varia entre as diferentes marcas de radiómetros. Em alguns casos, os comprimentos de onda da luz dos chips de LED violeta (400 a 420 nm) numa luz de cura podem ser quase totalmente filtrados antes de atingirem o detetor. Por conseguinte, a luz destinada a curar alguns dos foto-iniciadores alternativos utilizados em algumas resinas pode não ser incluída no valor de irradiância indicado pelo radiómetro.

4. O detetor (um fotodíodo)

Os detectores são mais pequenos do que a porta de entrada e a sensibilidade do detetor a diferentes comprimentos de onda não é uniforme. Por conseguinte, o detetor testa uma parte da saída da luz de cura e, em seguida, prevê a irradiância global a partir deste registo. Consequentemente, as medições de irradiância efectuadas por alguns radiómetros dentários de luzes de cura de banda larga são menos precisas.

O gráfico abaixo mostra a saída espetral relativa de VALO e a saída de uma luz de cura LED comum de pico único (linha pontilhada). A área sob o espetro de VALO é mais ou menos sombreada, dependendo da sensibilidade do detetor à luz nesse comprimento de onda. Quanto mais claro for o sombreado, menos sensível é o detetor. Quanto mais ampla for a gama espetral da luz de cura, maior será a variação da sensibilidade do detetor. Isso significa que o detetor é menos sensível à saída total de luzes de banda larga com LEDs violetas do que de luzes de cura de LED de pico único, como a Elipar S10. Isto deve-se ao facto de a luz violeta da saída do VALO não ser tão detetável por um radiómetro simples e, por conseguinte, contar menos para o valor de irradiância apresentado[144].

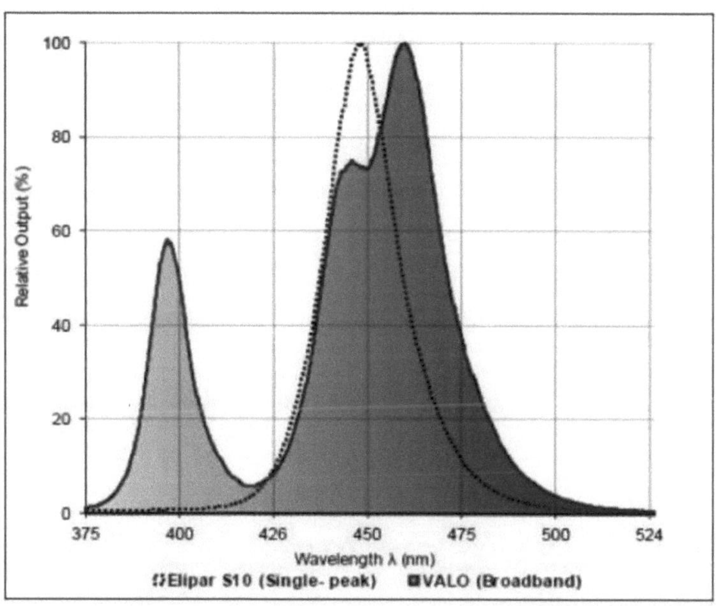

Figura 35 - A saída relativa do VALO com um enchimento que representa a sensibilidade de um fotómetro BS500A e a saída relativa de uma luz de pico único comum

Há uma série de factores que têm um efeito direto na intensidade de potência medida pelos radiómetros. Estes incluem o tamanho da ponta de cura, a acumulação de resina composta na ponta de cura, a temperatura da lâmpada em unidades QTH, a posição de orientação da ponta de cura em relação ao radiómetro, a regulação da tensão, a fiabilidade do próprio radiómetro e o manuseamento da unidade de fotopolimerização[143].

Num estudo recente, Roberts e colegas referiram que os dois radiómetros (LED e QTH) podem ser utilizados indistintamente para medir a irradiância das luzes QTH e LED. Referiram também que os dois radiómetros fornecem leituras ligeiramente diferentes mas correlacionadas. No seu estudo, as leituras dos radiómetros LED foram ligeiramente inferiores às dos radiómetros QTH. Os valores de irradiância obtidos com radiómetros portáteis (LED ou QTH) foram significativamente diferentes dos obtidos com um medidor de potência de laboratório [144]. Em geral, a intensidade de saída medida com radiómetros portáteis é relativa e não absoluta[145,146].

Leonard e colegas examinaram a fiabilidade de vários radiómetros comerciais. Referiram que apenas um radiómetro incorporado com uma ponta de 10,5 mm fornecia uma medição exacta do valor da irradiância[147].

Price et al mediram a exatidão e a precisão de quatro radiómetros dentários comerciais. As saídas de luz de 14 lâmpadas de polimerização diferentes foram medidas três vezes utilizando quatro marcas de radiómetros dentários e os resultados foram comparados com dois medidores de potência de laboratório que foram utilizados como "padrão de ouro". Descobriram que o tipo de luz de polimerização medida tinha um efeito significativo na precisão dos radiómetros. As luzes de polimerização de arco de plasma (PAC) e LED de banda larga são mais afectadas pelo efeito de filtragem (filtros colocados em frente do detetor que bloqueiam deliberadamente determinados comprimentos de onda) [148].

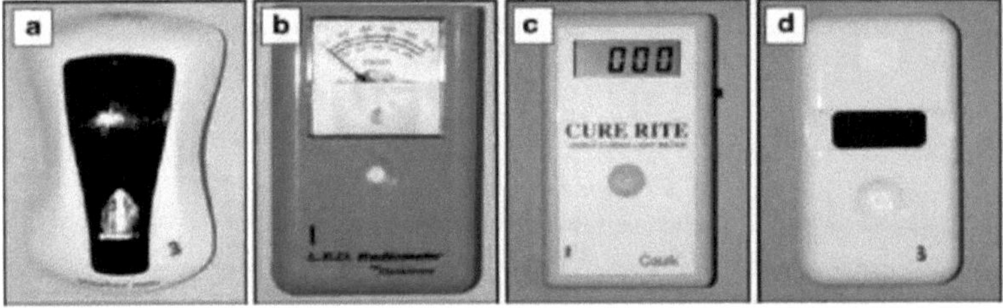

Figura 36 - **Os quatro radiómetros dentários acima foram utilizados num estudo realizado na Universidade de Dalhousie que examinou a sua precisão inter e intra-marcas. O estudo concluiu que, como grupo os radiómetros não estavam dentro de ±20% dos medidores de laboratório que utilizaram (duas termopilhas referenciadas pelo NIST), havia uma diferença clinicamente significativa nas leituras de irradiância dos radiómetros das quatro marcas *e havia uma diferença significativa entre as leituras dadas por exemplos da* mesma marca de radiómetro.8 Individualmente, alguns dos medidores estavam dentro de ±20%**

Sabe-se que o desempenho das lâmpadas de halogéneo (QTH) e das lâmpadas de arco de plasma (PAC) diminui com o tempo. Isto é o resultado da degradação dos filtros internos e da lâmpada. Além disso, a degradação do refletor, a autoclavagem das guias de luz, a exposição da guia de luz a determinados desinfectantes e os detritos aderidos à ponta podem causar uma redução significativa da saída de luz. Os LED mais recentes e mais eficientes permitem uma maior emissão de luz enquanto funcionam a temperaturas mais baixas, o que pode evitar a degradação do LED ao longo do tempo. É importante testar um fotopolimerizador quando é novo para obter um valor de irradiância de base e, em seguida, utilizar o mesmo radiómetro no mesmo fotopolimerizador para monitorizar os valores de irradiância para quaisquer alterações de saída que ocorram ao longo do tempo[144].

Polimerização de adesivos por fotopolimerização e restauração indireta

O sucesso das restaurações estéticas indirectas depende principalmente do agente de cimentação, que deve garantir uma ligação eficaz entre a restauração e o substrato dentário, preservando o selamento marginal[149]. Os cimentos de resina fotopolimerizáveis e os cimentos de resina de dupla polimerização são os mais utilizados.

A transmitância da luz através de um material de restauração indireta pode afetar grandemente a polimerização dos cimentos de resina. Em materiais bifásicos, como cerâmicas e compósitos, a dispersão da luz ocorre em interfaces com diferentes índices de refração; quanto maior for a diferença de índices de refração, maior será a dispersão.

Os factores que interferem com a exposição radiante que atinge a camada de cimento (cimentação) são: a formulação dos materiais de restauração, a opacidade, a espessura e a cor da restauração, a distância entre a guia de luz do aparelho de fotopolimerização e a camada de cimento, o protocolo de fotopolimerização utilizado e o aparelho de fotopolimerização[150].

A fotopolimerização através de restaurações de cerâmica continua a ser um problema considerável. Para inlays cerâmicos, são descritos compósitos de resina de polimerização dupla e de polimerização exclusiva. A polimerização segura por baixo de inlays de cerâmica é possível até uma distância de aproximadamente 3 mm da ponta de polimerização. No entanto, com cores de inlay mais escuras, a polimerização dos compósitos de cimentação é reduzida já com espessuras de cerâmica superiores a 2 mm. Em comparação com os compósitos de resina fotopolimerizável, os materiais de polimerização dupla apresentam uma polimerização melhorada através dos discos de cerâmica. As unidades QTH e LED foram relatadas como sendo mais eficientes em comparação com as unidades PAC[25].

Warren et al observaram dureza com a fotopolimerização direta de cimentos de resina quando comparada com a dureza obtida com a fotopolimerização indireta. Sugeriu que o tempo de exposição à luz deve ser aumentado para restaurações mais espessas para promover uma dureza semelhante em comparação com a obtida com a fotopolimerização direta. Esta exposição mais longa à luz poderia compensar a atenuação da luz pelo ar, a opacidade e a espessura da restauração[151].

Barbara Pick et al. referiram que as diferenças de transmitância entre os materiais de restauração influenciam significativamente o grau de conversão do cimento e a resistência à flexão, independentemente do modo de ativação. O compósito indireto micro-híbrido apresentou a transmitância mais elevada em comparação com a cerâmica de vidro estratificada; uma cerâmica de vidro à base de dissilicato de lítio prensada a quente revestida com a cerâmica de vidro estratificada e os compósitos indirectos micro-híbridos. A DC foi menor no modo de fotopolimerização do que no modo de dupla polimerização e as unidades de polimerização (QTH e LED) não afectaram o grau de conversão ou a microdureza[150].

Polimerização de adesivos

Para conseguir ligações duradouras entre os tecidos duros dentários e os compósitos de resina aplicados diretamente, é habitualmente efectuada uma polimerização separada do adesivo. Isto provou ser benéfico especialmente para os aspectos da dentina. No entanto, as diferenças relacionadas com o resultado da polimerização de adesivos com diferentes unidades de polimerização são pouco relatadas, com algumas vantagens para as luzes QTH. Relativamente à duração do passo de fotopolimerização separado, os fabricantes recomendam normalmente um período de 10 segundos[25].

Extra - cura oral

Cura extra-oral

A polimerização extra-oral é utilizada para o fabrico de restaurações indirectas de hemácias (inlays, facetas, pontes sem metal, etc.) que são processadas em laboratório. Estas unidades laboratoriais de fotopolimerização (LPUs) trabalham com várias combinações de luz, calor, pressão e vácuo para aumentar o grau de polimerização e a resistência ao desgaste dos RBCs[8].

Nas unidades de fotocura de laboratório, podem ser utilizadas várias fontes de luz com uma vasta gama de comprimentos de onda, devido à estrutura do tipo caixa. As lâmpadas fluorescentes e de xénon são fontes de luz laboratoriais representativas. Além disso, uma lâmpada de iodetos metálicos que emite luz ultravioleta e visível com elevada intensidade é utilizada como fonte de luz de cura oral extra. Exemplos de LPUs são a unidade Sublite S, o forno DI-500 e o forno Cerinate[152].

Tanoue et al examinaram certas propriedades de compósitos indirectos polimerizados com diferentes fontes de luz e referiram que a dureza e a solubilidade em água eram fortemente influenciadas pelo tipo de unidade de polimerização por luz laboratorial. A profundidade de cura e a resistência ao desgaste de um compósito indireto à base de resina também podem ser influenciadas pelas unidades de fotopolimerização laboratoriais utilizadas[153].

Foi referido que as unidades de fotopolimerização em laboratório, que proporcionam uma fotopolimerização em conjunto com calor e pressão de azoto, podem aumentar a amplitude de vibração da cadeia segmentar, permitindo que os radicais próximos e os grupos metacrilato colidam, aumentando assim a conversão de monómeros. Isto resulta num aumento significativo da dureza e da resistência à tração dos compósitos à base de resina[14].

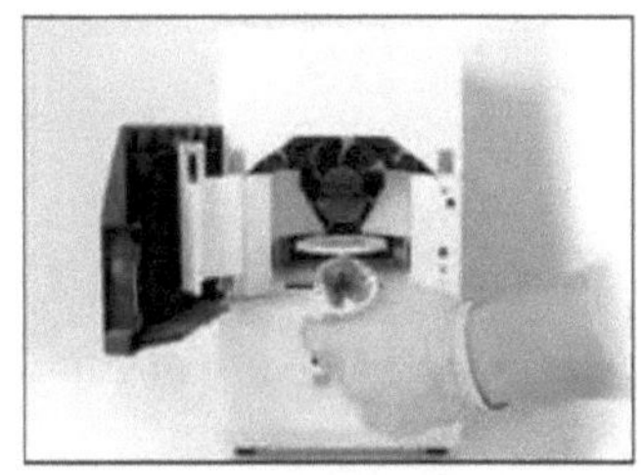

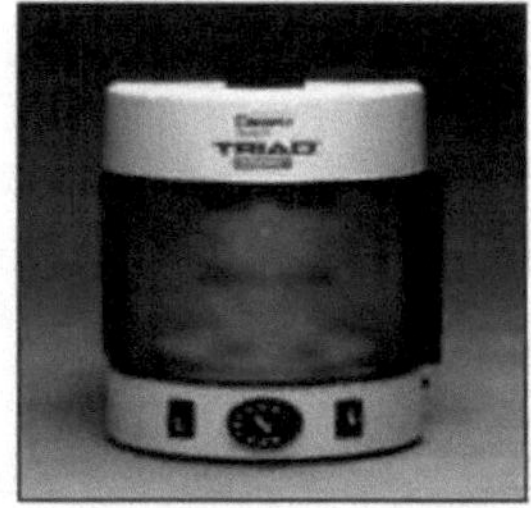

Figura 37 - Dispositivos de polimerização extra-orais

Questões contemporâneas

1. Adequação dos períodos de exposição

Existe ainda muita confusão sobre a capacidade de uma determinada luz ou de uma combinação específica de compósitos ser utilizada em conjunto para proporcionar uma polimerização óptima num curto período de tempo clínico[12].

Os médicos desejam realizar uma medicina dentária de qualidade utilizando o mínimo de tempo de cadeira. Os fabricantes de fotopolimerizadores anunciam a utilização dos seus fotopolimerizadores para uma única duração de saída, muitas vezes independentemente do tipo de compósito, da cor ou da distância clínica a que a ponta é mantida da restauração. Da mesma forma, os fabricantes de compósito recomendam durações de exposição específicas para os seus produtos que, muitas vezes, não correspondem às das luzes fabricadas por empresas concorrentes. Assim, o clínico fica na dúvida sobre qual o tempo sugerido como "correto" e, como resultado, tende a sobre-expor as restaurações para estar do lado "seguro". No entanto, ao fazê-lo, a exposição mais longa resulta na geração de mais calor no dente e nos tecidos expostos circundantes, levando a possíveis complicações iatrogénicas pós-operatórias[12].

Os clínicos utilizam frequentemente um radiómetro de polimerização dentária portátil como indicador do potencial de uma unidade de polimerização para fotopolimerizar materiais à base de resina. No entanto, os radiómetros demonstraram ser imprecisos e não são bons indicadores do desempenho clínico[12].

2. Guia de exposição personalizado, no consultório

Recentemente, foi introduzido um teste de raspagem simples no consultório, através do qual um clínico pode desenvolver um guia de exposição de polimerização personalizado, utilizando a sua própria unidade de luz, qualquer tipo de compósito e a qualquer distância entre a ponta e o compósito, utilizando itens simples facilmente disponíveis num consultório comum[12]. .

Os resultados deste procedimento foram correlacionados com os de um teste laboratorial mais sofisticado, ao determinar a exposição óptima utilizando a resistência à flexão biaxial[12]. Este método permite a determinação do tempo de exposição ótimo para qualquer combinação de luz de cura e compósito, evitando assim a confusão de depender das recomendações do fabricante para cada um. No entanto, o ensaio requer tempo, bem como a utilização de um stock existente de material compósito[156].

Se o teste for efectuado periodicamente, o médico pode também saber exatamente como ajustar a duração da exposição de uma luz, que se verifique estar a diminuir em termos de rendimento, para voltar a fornecer resultados optimizados. Além disso, é possível determinar o desempenho relativo de um determinado compósito quando se utilizam duas ou mais unidades de luz diferentes, bem como relacionar o desempenho de diferentes compósitos quando se utiliza uma determinada luz de cura[12].

3. Dispositivo de treino de fotopolimerização e avaliação da unidade de polimerização de precisão

Foi desenvolvido um dispositivo mais recente, que combina tecnologia espetral laboratorial precisa com condições de medição clinicamente relevantes em dentes dentiformes preparados numa cabeça de manequim **[MARC (Managing Accurate Resin Curing)]**. Este dispositivo utiliza corretores de cosseno para captar a luz emitida pelas unidades de polimerização e direciona a saída para um radiómetro espetral calibrado incorporado na cabeça do manequim. Os sensores podem ser colocados em qualquer parte do dentiforme, reproduzindo uma variedade de diferentes classificações de preparações dentárias, localizações e profundidades de preparação. A saída do radiómetro é enviada para um computador portátil, onde é utilizado um software personalizado para fornecer uma miríade de dados em tempo real e acumulados: irradiância espetral, energia total fornecida durante uma determinada duração de exposição e a duração estimada de exposição necessária para fornecer uma dose de energia especificada[12].

Os efeitos de pequenas alterações na posição, movimento ou localização da ponta são visualizados instantaneamente em tempo real e é determinada a consequência final em termos de energia fornecida alterada. A unidade também pode ser utilizada num "modo científico", em que um gráfico de irradiância espetral calibrado e de alta resolução está disponível para visualização ou saída digital para um dispositivo de folha de cálculo[12].

O dispositivo também pode discriminar a capacidade de diferentes luzes para fornecer níveis de energia adequados entre vários locais do dente usando este modelo clínico simulado. O desempenho preciso e registável da luz de fotopolimerização ao longo do tempo também pode ser determinado utilizando o mesmo dispositivo, pois sem essa determinação, os clínicos ficam totalmente sem o conhecimento do estado da sua unidade de fotopolimerização[12].

Métodos actuais e resultados na caraterização de unidades de cura

1. Radiómetros de cura manuais

Com as alegações de desempenho dos aparelhos de fotopolimerização apresentadas pelos fabricantes, torna-se de grande importância poder distinguir as verdadeiras caraterísticas de funcionamento dos aparelhos de fotopolimerização, para que se possa fazer uma avaliação válida dessas alegações[12].

Muitos estudos baseiam-se nos "radiómetros de polimerização portáteis" para fornecer dados precisos a partir dos quais o desempenho dos aparelhos de iluminação é correlacionado com algum parâmetro que mede a extensão da polimerização: profundidade de polimerização, resistência à flexão, dureza, etc. Foram encontradas grandes discrepâncias entre as medições da saída da unidade de luz utilizando esses radiómetros de cura dentária portáteis, validando que não são considerados indicadores fiáveis na classificação do potencial de profundidade de cura entre os aparelhos de iluminação[12].

Um radiómetro típico é constituído por um orifício detetor no qual a luz proveniente da extremidade emissora da unidade é diretamente colocada. Um inconveniente deste tipo de aparelho é que o detetor deve ser mais pequeno do que o diâmetro da ponta para que o medidor funcione corretamente. Assim, a unidade não está exposta à potência total emitida e assume que as emissões estão homogeneamente distribuídas pela extremidade da face emissora. Em segundo lugar, não há forma de discriminar entre a emissão espetral das luzes, uma vez que a unidade apenas responde a toda a radiação que passa para o fotodíodo através do filtro passa-banda restritivo que utiliza[12].

Além disso, este tipo de dispositivos apenas fornece uma indicação da irradiância de existência (o valor da ponta emissora), o que não é um indicador do desempenho da luz quando mantida à distância do dente. Assim, estes dispositivos não se destinam realmente a fornecer dados precisos para caraterizar a emissão da unidade de luz, mas são concebidos para funcionar como um método para avaliar o desempenho periódico de uma luz de cura ao longo do tempo para efeitos de deteção de alterações de saída[12].

2. Medições convencionais de irradiância

A verdadeira caraterização das emissões das lâmpadas de polimerização dentária tem sido fornecida na literatura desde a introdução dos dispositivos. Com a tecnologia mais atual, estas

Os processos de medição tornaram-se menos dispendiosos, proporcionam uma resolução mais elevada e respondem muito mais rapidamente do que os tipos de instrumentos mais antigos.

Uma instalação de medição da luz bem equipada determinaria em primeiro lugar a potência total de saída da unidade medida utilizando uma termopilha bem calibrada. Estes instrumentos são placas absorventes de corpo negro com camadas de termopares que respondem à absorção de energia radiante de uma forma linear numa gama muito ampla de frequências[12].

Para uma medição precisa, toda a radiação da porta de saída deve incidir numa área maior do que o feixe. Uma vez que os aparelhos de fotopolimerização dentária têm uma diferença muito grande no que diz respeito ao desvio do feixe e ao aumento da distância da ponta, isto significa que a extremidade da ponta tem de ser mantida tão perto do plano do detetor quanto fisicamente possível, sem lhe tocar. Infelizmente, quando se segue a norma de teste ISO 106500-1 para determinar a existência de radiação das luzes de cura, as extremidades das pontas são mantidas a uma distância da placa do detetor. Dependendo da distância entre os planos superiores da termopilha e a profundidade onde se encontra a placa negra, a ponta será mantida a distâncias variáveis, fornecendo assim resultados imprecisos para a potência de emissão de luz[12] .

Por conseguinte, uma termopilha de diâmetro largo e de poço pouco profundo é a melhor opção para a avaliação de fotopolimerizadores dentários. Além disso, é ótimo ter pelo menos dois sistemas de termopilha independentes e calibrados para que a tolerância das medições de calibração possa ser verificada. No entanto, uma termopilha fornecerá uma indicação exacta da potência emitida, mas sem respeitar a sua distribuição espetral:

medindo o fluxo radiante (mW). Conhecendo este valor, a área da extremidade emissora sobre a qual a luz está a ser projectada é medida com precisão utilizando um microscópio e é dividida pela potência total para obter a irradiância (mais casualmente referida como "densidade de potência"): mW/cm^2 [12].

3. Irradiância espetral

Como mencionado anteriormente, a termopilha não discrimina a frequência em que mede a potência: mede apenas a potência total[12].

Os espetro-radiómetros são utilizados para avaliar os radiómetros de polimerização dentária e medir a potência gerada no espetro visível. A distribuição espetral das luzes de polimerização dentária tem sido determinada desde que as unidades UV foram introduzidas. A tecnologia inicial exigia equipamento de grandes dimensões e muito dispendioso. No entanto, os avanços na ciência permitiram efetuar medições muito precisas utilizando apenas um investimento modesto. Estes instrumentos são normalmente designados por "espetro-radiómetros portáteis" (modelo USB2000 +RAD, Ocean Optics, Dunedin, FL)[12].

Para analisar a emissão de luz, é necessário utilizar um dispositivo que capte toda a saída radiante da extremidade emissora. Um dispositivo deste tipo é uma esfera de integração, que consiste numa porta de entrada na qual é colocada a extremidade emissora de uma luz de cura e dentro da qual a luz se reflecte várias vezes numa película difusora altamente reflectora. Um cabo de fibra ótica é colocado numa porta de saída da esfera e ligado a um pequeno espectrorradiómetro. Este dispositivo separa então a luz de entrada nos seus componentes espectrais utilizando uma grelha e projecta esse feixe num conjunto fixo de díodos de múltiplos elementos. Quanto maior for o número de díodos na matriz, menor será o tamanho da fenda de entrada e mais fino será o espetro a resolver[12].

A saída da matriz é analisada utilizando um software em que o conteúdo de cada pixel captado durante um período de tempo específico é determinado e apresentado no ecrã como um gráfico da potência emitida (contagem de fotões) em relação ao comprimento de onda[12].

Estes sistemas têm de ser calibrados contra uma fonte de luz altamente precisa que, normalmente, se encontra no interior da esfera, de modo a que a esfera, os cabos de ligação e o radiómetro espetral sejam todos calibrados como um único instrumento. Qualquer alteração no aperto ou na cablagem anulará a calibração. Este tipo de sistema é volumoso, uma vez que a esfera tem normalmente 6 polegadas de diâmetro, e requer uma fonte de alimentação dedicada, controlada por computador, para a lâmpada de calibração[12].

Uma limitação do dispositivo é o facto de não poder determinar a variação dos valores de potência ou de comprimento de onda ao longo da ponta emissora, uma vez que as reflexões internas eliminam todas essas diferenças, fornecendo apenas um único valor. A medida de saída da utilização deste equipamento é a radiância espetral: mW/nm[12].

Um sistema experimental mais simples envolve a utilização de um corretor de cosseno (CC-3, Ocean Optics) ligado a um cabo de fibra ótica, que por sua vez está ligado ao espectrorradiómetro. O corretor de cosseno é um difusor lambertiano (tipicamente vidro opalino, Spectralon®, ou Teflon) que capta a luz de todos os ângulos incidentes a 180 graus do plano do seu lado exposto [12].

Normalmente, o diâmetro da entrada ótica do corretor é de cerca de 4 mm, pelo que não capta toda a potência emitida por uma ponta de maior dimensão e assume uma distribuição uniforme da irradiância e do comprimento de onda ao longo da face da ponta da unidade de cura. No entanto, ao fornecer uma área de captação conhecida, a distribuição espetral resultante pode ser comunicada utilizando unidades de irradiância e não apenas de potência[12].

Todo o sistema (corretor de cosseno e espetrómetro) deve também ser calibrado utilizando uma fonte rastreável que seja capaz de fornecer luz uniforme de quantidade conhecida através da face do corretor de cosseno. No entanto, uma vez calibrado, o instrumento é portátil, uma vez que consiste apenas num pequeno corretor de cosseno, num cabo de fibra ótica e num radiómetro espetral do tamanho da palma da mão, e funciona facilmente a partir de um computador portátil. Os dados gerados com este tipo de configuração fornecem a irradiância espetral de uma unidade de fotopolimerização: $mW/nm/cm^2$ [12].

4. Determinação da não homogeneidade da irradiância do feixe

O mapeamento da irradiância do feixe (geração de contornos de intensidade) não é novo no campo dentário, uma vez que foram detectadas grandes discrepâncias nos fotopolimerizadores UV e, já em 1985, nos modelos de luz visível. Trabalhos recentes desenvolveram um método para observar a uniformidade da luz através da extremidade emissora das unidades de fotopolimerização actuais. A instrumentação necessária para este trabalho é adaptada da análise de feixes de laser, onde o conhecimento da forma como o laser interage com uma superfície é essencial para o seu desempenho: se a potência do feixe é maior no núcleo ou maior na periferia[12].

A configuração básica de um instrumento deste tipo consiste numa câmara CCD para a qual o feixe é direcionado. O sistema é configurado de forma diferente para analisar a uniformidade do feixe de luz de polimerização dentária, uma vez que tem de estar presente um alvo translúcido e um sistema de lentes/íris para ajustar a focagem e a saturação do detetor. A distância entre a câmara e o alvo é fixa para que possam ser efectuadas medições dimensionais precisas da imagem do feixe nesse plano. O material do alvo é fundamental para a obtenção de resultados exactos, na medida em que o material deve ser suficientemente opaco para bloquear a imagem da ponta através do alvo, mas suficientemente translúcido para permitir a passagem de luz suficiente e a formação de uma imagem no lado da câmara[12].

Um material alvo que parece ter um bom desempenho para a obtenção de imagens da extremidade da ponta é o vidro moído de 1500 grãos (DG100X100-1500, Thorlabs, Newton, NJ). Em primeiro lugar, a potência total emitida a partir da extremidade da ponta é medida utilizando um sistema calibrado: uma termopilha ou uma esfera de integração. Em seguida, a extremidade emissora da unidade de cura é colocada em contacto direto com o vidro alvo. É essencial obter uma distinção exacta entre um sinal e o ruído de fundo, pelo que deve ser utilizado um sistema que forneça valores de base uniformes para todos os pixels quando não está presente qualquer sinal (UltraCalTM, Ophir-Spiricon, Logan, UT)[12].

A imagem do lado da câmara é então analisada através de software e apresentada no ecrã do computador. A abertura da lente deve ser ajustada de modo a que a potência máxima observada pela câmara seja fixada imediatamente abaixo do limite de saturação do detetor, proporcionando uma gama dinâmica completa para escalar o resultado. A potência total medida, obtida com a termopilha, é introduzida no software e o computador distribui esse valor pelos pixels da imagem do feixe, apresentando a cores diferentes gamas de valores. Ao fornecer informações dimensionais exactas no plano do alvo, o resultado é uma imagem calibrada e codificada por cores da dispersão da irradiância do feixe através da face emissora[12].

5. Importância da imagem do feixe para a caraterização da luz de cura

A imagem do feixe é um componente necessário para caraterizar a saída de uma luz de cura. Muitas vezes, é muito difícil determinar a área exacta sobre a qual a luz está a ser emitida a partir da extremidade da unidade. Esta situação é especialmente verdadeira para fotopolimerizadores LED que têm chips localizados na extremidade distal da peça de mão e não utilizam nenhum sistema de lentes, mas, em vez disso, têm os emissores apenas atrás de uma placa de plástico transparente, ou atrás de nada. A menos que a área de emissão exacta seja conhecida, não é possível calcular valores de irradiância válidos[12].

Ao determinar a irradiância das luzes de cura que utilizam guias de fibra ótica com feixe de vidro, muitos investigadores medem o diâmetro do feixe e assumem que toda a luz que sai é ativamente dispersa por toda a extremidade do feixe. Utilizando o perfilador de feixe, a investigação recente identificou incidências específicas em que a área ativa e iluminada de um feixe de fibras ópticas é inferior à área real do próprio feixe[12].

Uma medida da uniformidade da distribuição de potência dentro do feixe é designada por "fator de topo de chapéu", ou THF. Neste cálculo, o software determina a média ponderada de cada pixel que compõe a imagem do feixe e relaciona-a com a resposta máxima observada. Assim, é apresentado um número entre a unidade (que representa uma distribuição perfeitamente uniforme) e zero, sendo que os valores mais baixos indicam uma menor uniformidade. O aspeto extremamente importante desta análise do tipo é o facto de se poder calcular um histograma da distribuição da irradiância em função dos valores dos pixels que ocupam a área da face do feixe. Quando estes procedimentos são efectuados, verifica-se que muitas luzes apresentam gamas muito amplas de valores de irradiância, enquanto outras parecem ter uma gama mais estreita[12].

O ponto crítico a salientar é que os métodos convencionais de determinação da irradiância atribuem um valor único e médio (utilizando uma esfera de integração ou um corretor de cosseno) a uma luz de cura. No entanto, o que deve ser relatado é o histograma de distribuição de irradiância, uma vez que não é normalmente distribuído e indica verdadeiramente a gama de valores de saída que a unidade apresenta[12].

O fornecimento de tais informações permite uma melhor compreensão da qualidade de uma unidade do que a apresentação de um único valor médio. Além disso, é possível identificar e quantificar o efeito da distribuição da irradiância quando são utilizados diferentes tipos de guias de luz no mesmo corpo do aparelho. A relevância clínica de tais diferenças na irradiância é apontada pelo facto de áreas localizadas de desvio do valor da irradiância na extremidade da ponta terem sido precisamente correspondidas ao mapeamento dos valores de dureza na superfície fotocurada por essa unidade, bem como a uma profundidade de 2 mm. Estas diferenças podem afetar a taxa de cura localizada e o desenvolvimento da tensão de polimerização resultante, o que também pode afetar a integridade da ligação interfacial entre a resina e o dente. Além disso, as diferenças podem afetar os valores de conversão localizados e a resistência ao desgaste, levando a um diferencial no desgaste da superfície da restauração ao longo do tempo[12].

6. Não uniformidade da distribuição do comprimento de onda no feixe

O sistema de análise do feixe também pode ser utilizado para medir a homogeneidade da dispersão do comprimento de onda na ponta do feixe. Para unidades com fontes de banda larga (luzes QTH e PAC), não há diferença, uma vez que todas as porções de luz no feixe contêm todos os comprimentos de onda de saída. No entanto, nos LEDs de terceira geração, a disposição fora do eixo das pastilhas de cores diferentes é reproduzida na imagem do feixe para a frente, resultando em áreas localizadas de radiação ocupadas por apenas um comprimento de onda das pastilhas, com muito pouca mistura de frequências dentro do feixe. Esta condição pode resultar na utilização desproporcionada de sistemas de resina que contêm múltiplos fotoiniciadores, cada um deles exigindo diferentes comprimentos de onda para ativação, não só na superfície superior irradiada, mas também nas profundezas do compósito[12].

Mais uma vez, os métodos convencionais de análise da luz de cura não teriam detectado tais diferenças, no entanto, com estas novas técnicas analíticas, as caraterísticas clinicamente relevantes são detectadas e quantificadas, e podem ser feitas distinções válidas entre as unidades de luz[12].

7. Movimento da ponta de cura

Sabendo que podem existir discrepâncias tanto na irradiância como no comprimento de onda de um feixe de luz, não é necessário mover o feixe durante a exposição para distribuir melhor os valores.

Foram observadas grandes discrepâncias nos perfis de feixe para a luz UV inicial e, como resultado, o clínico foi aconselhado a mover a ponta durante a exposição para calcular propositadamente a média das diferenças localizadas e esperar criar uma restauração polimerizada mais uniforme[12].

Posteriormente, foram efectuados trabalhos nesta área utilizando guias de luz QTH de grande diâmetro e de menor diâmetro. Verificou-se que os movimentos circulares, em oposição a exposições fixas ou sobrepostas, resultavam numa distribuição muito pior da dureza do compósito, e que as guias de luz de diâmetro grande e pequeno proporcionavam os melhores resultados quando utilizadas numa posição rigidamente fixa. Um trabalho semelhante, mas contemporâneo, realizado com luzes LED, também confirmou que o movimento da ponta (movimento circular rápido ou lento) resultou numa dureza geral inferior tanto na superfície superior irradiada como numa profundidade de 2 mm. No entanto, nesse estudo, todas as exposições duraram o mesmo período de tempo: 20 s. Foi considerado que, se tivesse sido aplicada uma duração de exposição mais longa ao mover a ponta, os valores de dureza teriam sido maiores devido ao aumento da energia aplicada a cada local[12]

Desenvolvimento futuro

A aplicação de díodos emissores de luz na medicina e na medicina dentária continuará a crescer. De interesse específico é a utilização de **díodos orgânicos emissores de luz (OLED)**. Estes produtos permitem a produção de ecrãs de vídeo extremamente finos e flexíveis, mas a tecnologia atual é tal que os níveis de saída permanecem muito inferiores aos dos chips de LED convencionais. No entanto, não é descabido imaginar moldes de impressão com paredes e pavimentos revestidos com estas películas emissoras, concebidos para irradiar uniformemente todas as superfícies de um material de impressão fotocurável. Além disso, a utilização de moldeiras do tipo quadrante para a iluminação simultânea e em grande área dos dentes para fotopolimerização de selantes ou branqueamento vital ou colagem de facetas com luz seria uma grande vantagem, tal como a aplicação de películas finas e adaptáveis para fotopolimerização de resinas que fixam os brackets ortodônticos.

Outro domínio em que se registaram enormes avanços com a incorporação de tecnologia de iluminação de ponta na terapia médica foi **o dos pontos quânticos**. Estas substâncias são semicondutores com caraterísticas de condução estreitamente relacionadas com o tamanho e a forma dos seus cristais individuais. Os cristais mais pequenos apresentam um maior intervalo de banda. Assim, à medida que a diferença de energia entre a banda de valência mais elevada e a banda condutora mais baixa aumenta, é necessária mais energia para excitar o ponto, mas também é libertada mais energia quando o cristal regressa ao seu estado de repouso. Esta tecnologia permite que a fluorescência ocorra em comprimentos de onda mais curtos do que os da excitação. Esta condição permitiria que a exposição à luz vermelha resultasse na emissão de luz azul, que poderia ser utilizada para a fotoiniciação. Se esses pontos fossem incorporados num compósito de resina fotopolimerizável, poderia ser possível permitir que toda a massa libertasse luz dentro de si, resultando numa "cura a partir de dentro", que é um aspeto sempre sonhado, mas nunca realizado para aplicações dentárias.

Num futuro próximo, os fabricantes de aparelhos de fotopolimerização e os gabinetes clínicos que utilizam aparelhos emissores de luz serão responsáveis pelo controlo da radiação emitida por esses aparelhos, em resultado das exigências das agências reguladoras. Estes requisitos já estão a ser adoptados na Europa para quase todas as classes de produtos que emitem qualquer tipo de radiação electromagnética[12].

Resumo

As unidades de fotopolimerização são dispositivos portáteis com uma fonte de luz e um guia de luz. Existem basicamente três tipos de unidades de cura por luz visível - unidade de bancada, unidade de tipo pistola, unidades de fixação de peças de mão em fibra ótica e quatro tipos de fontes de luz - lâmpadas de halogéneo, LED, arco de plasma e laser de árgon. Estas fontes de luz produzem um espetro específico de luz com uma largura de banda de comprimentos de onda utilizáveis de aproximadamente 400 a 500 nm. Para a maioria dos compósitos, 470 nm é o comprimento de onda ótimo para a polimerização, mas isto depende dos fotoiniciadores utilizados na resina.. A maioria dos compósitos à base de resina contém fotoiniciadores de canforoquinona, que podem causar um amarelecimento indesejável da estética final. Por conseguinte, a investigação centra-se atualmente em compostos mais brancos e transparentes derivados de óxidos de acilfosfina (por exemplo, óxido de monoacilfosfina) e α-dicetonas (por exemplo, fenilpropanodiona [PPD]).

O tipo de luz de cura e o modo de cura têm impacto na cinética da polimerização. Para ultrapassar certas desvantagens inerentes aos compósitos à base de resina, tais como a contração da polimerização e o stress associado, foram utilizadas diferentes técnicas de cura. A polimerização de arranque suave é a primeira tentativa de reduzir a tensão de contração inicial, atrasando a fase de gel. Outros factores que afectam a polimerização de compósitos à base de resina são a composição química dos compósitos, a tonalidade do compósito, a intensidade e o tempo de exposição da unidade de fotopolimerização, o tamanho e a angulação da ponta de fotopolimerização, etc. Para além dos factores acima mencionados, a polimerização do compósito à base de resina também é afetada pelo ambiente circundante, pela estrutura do dente e pela luz operatória. Assim, dependendo da escolha do material de restauração (presa rápida ou lenta, química do iniciador, etc.) e das circunstâncias clínicas (tamanho e localização da cavidade, técnica de restauração preferida, etc.), o dentista terá de variar o seu protocolo de radiação (tempo de irradiação e modo de fornecimento de energia - combinando tempo/potência/comprimento de onda, dependendo do tipo, cor e espessura de incremento do material e da situação de restauração precisa) para obter uma polimerização óptima.

O grau de conversão é um parâmetro importante que determina a quantidade de polimerização que ocorre num material compósito à base de resina. É diretamente proporcional à intensidade da luz e ao tempo de exposição e inversamente proporcional à profundidade de cura de um material à base de resina. O grau de conversão (DC) de um compósito de resina é crucial para determinar o desempenho mecânico do material e a sua biocompatibilidade. Vários estudos referem que o grau ótimo de conversão ocorre até 2 mm de profundidade. Por conseguinte, a técnica de estratificação incremental é considerada o padrão de ouro para a colocação de compósito.

O grau de conversão para um desempenho clínico adequado ainda não foi estabelecido. No entanto, foi estabelecida uma correlação negativa entre a profundidade de desgaste abrasivo in vivo e o grau de conversão para valores de grau de conversão no intervalo de 55-65% . Por conseguinte, pelo menos para as camadas de restauração oclusais, não se recomendam valores de grau de conversão inferiores a 55%.

A luz LED tem uma série de vantagens intrínsecas, tais como os seus espectros de emissão, eficiência e intensidade, o que a torna ideal para a fotopolimerização de biomateriais orais. Nos últimos anos, a indústria tem-se concentrado em reduzir o tempo de cura da resina, utilizando luzes de cura mais fortes ou alterando a composição da resina. As novas gerações de compósitos contêm diferentes foto-iniciadores de diferentes comprimentos de onda. Assim, os fabricantes introduziram o Polywave LED com caraterísticas de diferentes

espectros de emissão e modo de cura que ajudarão a atingir um grau de conversão mais elevado. Recentemente, a quarta geração de LED foi introduzida no mercado como Scanwave pela MiniLed (Acteon). Melhoria significativa na conceção, incluindo a tecnologia patenteada de varrimento do comprimento de onda incorporada na sua seleção de modo, incluindo muitas caraterísticas ideais das luzes de cura de terceira geração. Tem quatro comprimentos de onda de díodo diferentes, oferecendo um amplo espetro de cura no modo "Full Scan" para todos os materiais à base de resina, independentemente da química do seu foto-iniciador.

Os fabricantes introduziram também compósitos à base de resina de enchimento a granel que permitem uma maior profundidade de cura, até 4 mm, evitando assim o demorado processo de estratificação. As alterações introduzidas nos RBCs de enchimento a granel para aumentar o grau de conversão incidiram principalmente no aumento do tamanho dos enchimentos e na diminuição da carga de enchimento nos compósitos de enchimento a granel de baixa viscosidade.

As unidades fotopolimerizadoras tornaram-se parte integrante da prática clínica contemporânea. O conhecimento e a competência do clínico no manuseamento dos fotopolimerizadores também desempenham um papel importante na polimerização e no resultado final das restaurações à base de resina. Os objectivos da fotopolimerização dentária, tal como originalmente delineados por Davidson e de Gee em 2000, mantêm-se ainda hoje, ou seja, conseguir uma conversão elevada e uniforme dos monómeros em compósitos à base de resina para toda a espessura do incremento escolhido e minimizar a tensão de polimerização, o que resultará numa restauração mais durável.

Referências

1. Howard E. Strassler. A física da fotopolimerização e as suas implicações clínicas. Compêndio de educação contínua em medicina dentária 2011;32(6).Publicado por Aegis communications.

2. Ashanti D. Braxton, James F. Simon. A elevada procura de compósitos é uma força motriz para os avanços da luz de cura. Compêndio de formação contínua em medicina dentária 2012;33(6). Publicado por Aegis communications

3. Parul Mehta, Rahul Bansal, Rajan Dhawan, Ankita Khatri. Unidades de fotopolimerização dentária - uma revisão. Jornal Indiano de Ciências Dentárias 2014; 6(4):125-128

4. Bassiouny M A ,Grant A A . Uma restauração de compósito fotopolimerizável visível. Br Dent J 1978;145:327-330

5. Mahn E . Critérios clínicos para o sucesso da polimerização de materiais compósitos. Rev. Clin. Periodoncialmplantol. Rehabil. Oral 2013; 6(3): 148-153.

6. Leendert Boksman, Gildo Coelho Santos. Princípios do fotopolimerizador. Inside Dentistry 2012; 8(3). Publicado por Aegis communications

7. Mohammed A. Wahbi , F.A. Aalam , F.I. Fatiny, S.A. Radwan , I.Y. Eshan , K.H. Al-Samadani. Caracterização da emissão de calor de unidades de fotopolimerização. The Saudi Dental Journal 2012; 24: 91-98

8. Neeraj Malhotra , Kundabala Mala. Considerações sobre a fotopolimerização de materiais compósitos à base de resina: Revisão, parte I. Compêndio de formação contínua 2 . 2010;31(7):498-505.

9. Dr. Panna Mangat , Dr. Anil Dhingra, Dr. Gaurav Bhardwaj .Curing Lights and the science behind them- An Overview. Jornal IOSR de Ciências Médicas e Dentárias. 2014; 13(12):35-39

10. Duke ES. Díodos emissores de luz na polimerização de resinas compostas. Compend Contin

Educ Dent. 2001;22:722-725

11. Hiroshi SHIMOMURA. Estudos Fotoquímicos sobre Resinas Compostas Curadas por Luz Visível. Dental Materials Journal 6(1):9-27, 1987

12. Frederick A. Rueggeberg. Estado da arte: Fotopolimerização dentária - uma revisão. Materiais dentários 2011; 27: 39-52.

13. Goyal Amit, Jyothikiran H, Shivalinga BM. Utilização de unidades de fotopolimerização em Ortodontia: Uma revisão. Anais da Investigação Dentária 2011;1(1): 54-61

14. Cacciafesta V, Sfondrini MF, Sfondrini G. Uma unidade fotopolimerizadora de arco de xénon para colagem e branqueamento. J Clin Orthod 2000;34:94-6

15. Yap AU, Wong NY, Siow KS. Cura e contração de compósitos associada à luz de cura de alta intensidade. Oper Dent.2003;28(4):357-364.

16. Howard E. Strassler. Diretrizes para uma fotopolimerização bem sucedida. CDE World, outubro de 2010

17. Serdar U" sıu "mez, Tamer Bu "yu "kyilmaz,Ali I'hya Karaman. Efeito do Díodo Emissor de Luz na Resistência da Colagem de Braquetes Ortodônticos. Angle Orthodontist 2004;74(2),

18. RESTAURATIVOS DENTÁRIOS - PRINCÍPIOS E TÉCNICAS - Nona Edição Harry F. Albers

19. Craig R. Composição química e propriedades das resinas compostas. In: Horn H, editor. Simpósio sobre resinas compostas em medicina dentária. Filadélfia, Saunders: The Dental Clinics of North America; 1981. p. 219-39.

20. Resina de cura à luz visível. Three Bond Technical News Emitido em 1 de julho de 199

21. Dr. Milind Karmarkar. A UNIDADE DE FOTOPOLIMERIZAÇÃO www.bitein.com/dintr01.htm

22. Lambert RL, Passon JC. Profundidade de cura inconsistente produzida por geradores de luz visível idênticos. Gen Dent1988; 26:124-5.

23. Uhl A, Mills RW, Jandt KD. Polimerização e calor induzido pela luz de compósitos dentários curados com tecnologia LED e de halogéneo. Biomaterials. 2003; 24(10):1809-1820.

24. Sturdevant's Art & Science of Operative Dentistry.quinta edição

25. Norbert Kramer, Ulrich Lohbauer, Franklin Garcia=Godoy,Roland

Frankenberger. Fotopolimerização de compósitos à base de resina na era do LED. American Journal of Dentistry 2008; 21(3):135-142

26. Filipov IA,Vladimirov SB.Monómero residual numa resina composta após fotopolimerização com diferentes fontes, intensidades de luz e espectros de radiação.Braz Dent J.2006;17(1):34-38

27. Mark G. Fleming, Wayne A. Maillet. Fotopolimerização de resina composta utilizando o laser de árgon. J Can Dent Assoc 1999; 65:447-50

28. Kelsey WP 3d, Blankenau RJ, Powell GL, Barkmeier WW, Cavel WT, Whisenant BK. Melhoria das propriedades físicas dos materiais de restauração de resina através da polimerização a laser. Lasers Surg Med 1989; 9:623-7.

29. Cassoni A, Rodrigues JA. Laser de argônio: uma alternativa de fonte de luz para fotopolimerização e clareamento dental em consultório. Gen Dent 2007;55:416-9.

30. Nagy Abdul-Samee Abdul-Hameed. Laser de iões de árgon Vs Quartzo- Tungsténio-Halogénio Cura de Material de Restauração de Resina Composta Modificada com Poliácidos. J Dent Health Oral Disord Ther 2014;1(4): 00025.

31. Jimenez-Planas A,Martin J, Abalos C,etal. Desenvolvimento em lâmpadas de polimerização. Quintenence Int.2008;38(2):e74-84.

32. Kelsey WP 3d, Blankenau RJ, Powell GL, Barkmeier WW, Cavel WT, Whisenant BK. Melhoria das propriedades físicas dos materiais de restauração de resina através da polimerização a laser. Lasers Surg Med 1989; 9:623-7.

33. Vargas MA, Cobb DS, Schmit JL. Polimerização de resinas compostas: laser de árgon vs luz convencional. Oper Dent 1998; 23:87-93.

34. Shanthala BM, Munshi AK. Resina composta curada com laser ou com luz visível: um estudo in vitro de adesão ao cisalhamento. J Clin Pediatr Dent 1995; 19:121-5.

35. Powell GL, Blankenau RJ. Efeitos da polimerização com laser de árgon na resistência ao cisalhamento da dentina. J Clin Laser Med Surg 1996; 14:111-3

36. Miserendino L, Pick RM, Blankenau R. Segurança do laser na prática dentária. Em: Miserendino LJ e Pick RM (eds): Lasers in Dentistry (Lasers em Medicina Dentária). Chicago: Quintessence Publishing; 1995. p. 85-101.

37. Kwon YH,Jang CM,Shin DH,et al.A aplicabilidade do laser DPSS para fotopolimerização de resinas compostas.Lasers Med Sci.2008;23(4):407-414

38. Dong-Hee Shin, Dong-In Yun, Mi-Gyong Ching-Chang Ko, Franklin GarcTa-Godoy, M.S.,4 Hyung-Il Kim e Yong Hoon Kwon. Influência do laser DPSS na contração da polimerização e na alteração da massa de compósitos de resina. Photomedicine and Laser Surgery 2011; 29(8) : 545-550

39. Dr. Tarun Kumar Singh, Dr.IDA Ataide,Dr.Marina Fernandes, Dr.Rajan T.Lambor.Light Curing Devices- A Clinical Review.Journal of Orofacial Research.2011;1(1):15-19

40. Powell GL, Blankenau RJ. Cura a laser de materiais dentários. Dent Clin North Am 2000;44:923-930.

41. Mahn E. Critérios clínicos para o sucesso da polimerização de materiais compósitos - revisão. Rev. Clin. Periodoncia Implantol. Rehabil. Oral 2013; 6(3): 148153.

42. Powers JM,Sakaguchi RL.Craig's Restorative Dental materials.12th ed.St.Lois,MO:Mosby;2007:189-182

43. Elzbieta JodkowskaA, D, E, Monika SkoczylasE. Fotopolimerização de Compósitos Dentários - Técnica Dependente da Fonte de Luz e da Intensidade da Luz. Dent. Med. Probl. 2013;50(1):71-77.

44. Rueggeberg F. Questões contemporâneas em fotocura. Comp Cont Educ Dent 1999;20(25):S4-15.

45. Park SH,Noh BD,Cho YS,et al.A contração linear e a microdureza de compósitos embaláveis polimerizados por unidade QTH ou PAC. Oper Dent.2006; 31(1):3-10

46. Yazici AR,Kugel G,GulG.A dureza knoop de uma resina composta polimerizada com diferentes luzes de polimerização e diferentes modos.J Contemp Dent Pract.2007;8(2):52-59

47. Klaus D. Jandt, Robin W. Mills. Uma breve história da fotopolimerização LED-Review.Dental Materials 2013;29 (6): 605-617

48. Mills RW, Jandt KD, Ashworth SH. Profundidade de cura do compósito dentário com tecnologia de halogéneo e de díodo emissor de luz azul. British Dental Journal 1999; 186(8):388-91.

49. Mills RW, Uhl A, Jandt KD. Saídas de potência ótica, espectros e profundidades de cura de compósitos dentários, obtidos com unidades de fotopolimerização de diodo emissor de luz azul (LED) e de halogéneo (LCUs). British Dental Journal 2002;193(8):459-63.

50. Dunn WJ, Bush AC. Uma comparação da polimerização por unidades fotopolimerizadoras à base de díodos emissores de luz e de halogéneo. J Am Dent Assoc 2002;133(3):335-41.

51. Rueggeberg FA, Blalock JS, Callan RS. Luzes de cura LED - o que há de novo? Comp Cont Educ Dent 2005;26(8): 586, 588, 590-1

52. Felix CA, Price R. The effect of distance from light source on light intensity from curing lights. J Adhes Dent. 2003;5(4):283-291

53. Shortall AC, Palin WM, Jacquot B, Pelissier B. Avanços nas unidades fotopolimerizadoras: quatro gerações de luzes LED e implicações clínicas para otimizar a sua utilização: Parte 2. Dental Update 2012;39(1):13-17,20-2.

54. Leprince JG, Leveque P, Nystenv B, Gallez B, Devaux J, Leloup G. Nova visão sobre a "profundidade de cura" de compósitos dentários à base de dimetacrilato. Dental Materials 2012;28(5):512-20.

55. Nomoto R, Uchida K, Hirasawa T. Efeito da intensidade da luz na polimerização de resinas compostas fotopolimerizáveis. DentalMaterials Journal 1994;13(2):198-205

56. Hannig M, Bott B. Aumento da temperatura da câmara pulpar in-vitro durante a polimerização de resina composta com várias fontes de fotopolimerização. Dental Materials 1999;15(4):275-81.

57. Uhl A, Mills RW, Jandt KD. Polimerização e calor induzido pela luz de compósitos dentários curados com tecnologia LED e halogénea. Biomaterials 2003;24(10):1809-20

58. Ricardo Danil Guiraldol, Simonides Consani, Rafael LeonardoXediek Consani, Sandrine Bittencourt Berger, Américo Bortolazzo Correr, Màrio Alexandre Coelho Sinhoreti, Lourenço Correr- Sobrinho. Comparação de compósitos à base de silorano e metacrilato quanto ao calor de polimerização gerado com diferentes unidades fotopolimerizadoras e espessuras de dentina. Braz. Dent. J. 2013;24(3): 258-62

59. Campreger UB,Samuel SM,Fortes CB,et al.Eficácia das unidades de luz de díodo emissor de luz de segunda geração.J contemp Dent Pract.2007;8(2):35-42

60. Hasler C,Zimmerli B,Lussi A.Capacidade de polimerização de unidades de polimerização com luz de halogéneo e LED em cavidades profundas de classe II em molares humanos extraídos.Oper Dent.2006;31(3):354-363

61. Korkmaz Y,Attar N.Dentin bond strength of composite with self-etching adhesives using LED curing lights.J contemp Dent Pract.2007;8(5):34-42

62. Ye Q ,Wang Y,Williams K,etal .Caracterização da fotopolimerização de adesivos de dentina em função da fonte de luz e da irradiância.J Biomed Mater Res B Appl Biomater.2007;80(2):440-446

63. Attar N, Korkmaz Y. Effect of two light emitting diodeand one halogen curing light on the microleakage of class V flowable composite restorations. J Contemp Dent Pract. 2007;8(2):80-88

64. Sensi LG,Junior SM Baratieri LN.Efeito da fotopolimerização por LED no selamento marginal de restaurações de resina composta.Pract Proced Aesthet Dent.2006;18(6):345-351.

65. UhlA,Mills RW ,Rzanny AE etal.Dependência temporal da contração de compósitos utilizando fotopolimerização por halogéneo e LED.Dent Mater.2005;21(3):278-286

66. Lopes LG,franco EB,Pereira JC,etal.Efeito das unidades de fotopolimerização e do modo de ativação na retração de polimerização e na tensão de retração de resinas compostas.J Appl Oral Sci.2008;16(1):35-42

67. Ramp LC,Broome JC ,Ramp MH.Dureza e resistência ao desgaste de dois compósitos de resina curados com exposição radiante equivalente a partir de um LED de baixa irradiância e de unidades de cura por luz QTH.Am J Dent.2006;19(1):31-36

68. Lima DA,DE Alexandre RS,Martins AC,etal.Efeito de luzes de polimerização e agentes branqueadores nas propriedades físicas de uma resina composta híbrida.J Esthet Restor Dent.2008;9(4):43-50

69. Effat Khodadadi, Nastaran Shamsi, Soraya Khafri, Homayoun Alaghehmand . Um estudo comparativo dos efeitos das unidades de cura por luz QTH e LED na dureza da superfície de compómeros coloridos e compósitos híbridos. Caspian J Dent Res 2015; 4(1): 23-9.

70. Santini A, Miletic V, Swift MD, Bradley M. Grau de conversão e microdureza de compósitos à base de resina contendo TPO curados por unidades de LED de onda múltipla e mono-onda. Jornal de Medicina Dentária 2012;40(7):577-84

71. Al Shaafi MM, Maawadh AM, Al Qahtani MQ. Avaliação da intensidade da luz emitida pelos aparelhos de polimerização QTH e LED em várias instituições de saúde governamentais. Operative Dentistry 2011;36(4):356-61.

72. Richard B. Price,Daniel Labrie J. Marc Whalen, Christopher M. Felix Effect of Distance on Irradiance and Beam Homogeneity from 4 LightEmitting Diode Curing Units. J Can Dent Assoc 2011;77:b9

73. Neeraj Malhotra , Kundabala Mala. Considerações sobre a fotopolimerização de materiais compósitos à base de resina: Revisão, parte II. Educação contínua 1,Compêndio 2010;31(8): 584-591

74. G Corciolani, A Vichi,CL Davidson , M Ferrari. A influência da geometria da ponta e da

distância na eficácia da fotopolimerização. Dentisteria Operatória 2008;33(3):325-331

75. Keiko Nitta Efeito do diâmetro da ponta do guia de luz da unidade de fotopolimerização com luz LED na polimerização de compósitos fotopolimerizados. Dent Mater 2005; 21(3):217-223

76. Karthick K, Sivakumar Kailasam, Geetha Priya PR , ShankarSTolymerization shrinkage of composites- A Review. JIADS 2011;2(2):32-36

77. Stansburg JW,Trnjilo-Lemon M, Lult ,DingX,Lin Y,Ge J.Conversion dependent shrinkage stressand strain in dental resins and composites.Dent Mater 2005;21(1):56-67

78. Tant binjin D,VersluisA,Pintado MR,De Long R , Douglas WH.Padrões de deformação dentária em molares após restauração com compósito.Dent Mater2004;20(6):535-542

79. Yamamoto T,Ferracane JL, Sakaguchi RL,Swain MV.Cálculo das tensões de contração em compósitos dentários através da análise da propagação de fissuras na matriz que envolve uma cavidade. Dent Mater2009;15(3):198-210

80. Lopes GC,Barateiri LN,Monteiro Jr S,Viera LC.Efeito da técnica de colocação de resina composta posterior na interface resina-dentina formada in vivo.Quintessence Int2004;35(2):156-161

81. Elzbieta Jodkowsk, Monika Skoczylas. Fotopolimerização de compósitos dentários - técnica dependente da fonte de luz e da intensidade da luz. Dent. Med. Probl. 2013;50(1):71-77

82. Mehl A, Hickel R, Kunzelmann KH. Propriedades físicas e formação de fendas de compósitos fotopolimerizáveis com e sem 'softstart- polymerization'. J Dent 1997;25(3-4):321-30.

83. Hofmann N, Siebrecht C, Hugo B, Klaiber B. Influência dos métodos e materiais de polimerização no selamento marginal de restaurações de compósito de classe V in vitro. Oper Dent 2003;28(2):160-7.

84. Amaral CM, de Castro AK, Pimenta LA, Ambrosano GM. Influência das técnicas de polimerização de resinas compostas na microinfiltração e microdureza. Quintessence Int 2002;33(9):685-9.

85. Yap AU, Ng SC, Siow KS. Polimerização de arranque suave: influência na eficácia da cura e retração pós-gel. Oper Dent 2001;26(3):260- 266.

86. Ciência dos Materiais; Materiais Compósitos; "Compósitos metálicos, cerâmicos e poliméricos para várias utilizações; Efeitos do teor de carga nas propriedades mecânicas e

ópticas das resinas compostas dentárias: Seyed Mostafa Mousavinasab. Editado por John Cuppoletti

87. L. Musanje , B.W. Darvell . Atenuação da luz de cura em materiais de restauração de resina preenchida. Materiais dentários 2006; 22(9) :804-817

88. Lee YK.Influência das caraterísticas de dispersão/absorção na cor dos compósitos de resina.Dent Mater 2007;23(1):124-131

89. Riccardo Beltrami, Marco Colombo, Marco Chiesa, Stefano

Bianchi, e Claudio Poggio.Propriedades de dispersão de uma resina composta: Influência na perceção de cor.Contemp Clin Dent. 2014; 5(4): 501-506.

90. Ragain JC Jr, Johnston WM. Precisão da teoria da reflectância de Kubelka-Munk aplicada à dentina e ao esmalte humanos. J DENT RES fevereiro de 2001; 80(2): 449-452

91. Loney RW,Price RB,Transmissão de temperatura de unidades de fotopolimerização de alto rendimento através da dentina.Oper Dent.2001;26(5):516-520

92. Plain WM, Senyilmaz DP,Marquis PM etal.Cure width potential for MOD resin composite molar restorations.Dent Mater.2008;24(8):1083- 1094

93. . Price RB, Derand T, Sedarous M, Andreou P & Loney RW. Effect of

distância sobre a densidade de potência de duas guias de luz Journal of Esthetic Dentistry 2000; 12(6):320-327.

94. Soh MS, Yap AU & Siow KS: A eficácia da polimerização de luzes LED e de halogéneo em diferentes profundidades cavitárias Operative Dentistry2003;28(6):707-715.

95. Dunne SM,Millar BJ. Efeito da distância da ponta da luz de polimerização à superfície da restauração na profundidade de polimerização da resina composta. Prim Dent Care.2008;15(4):147-152.

96. Kelsey WP, Shearer GO, Cavel WT, Blankenau RJ. Os efeitos do posicionamento da varinha na polimerização da resina composta. J Am Dent Assoc 1987; 114(2):213-5.

97. Aravamudhan K1, Rakowski D, Fan PL. Variação da profundidade de cura e intensidade com a distância usando luzes de cura LED. Dent Mater.2006;22(11):988-94

98. Richard B. Price, Daniel Labrie, J. Marc Whalen, Christopher M. Felix. Efeito da distância na irradiância e homogeneidade do feixe de 4 unidades de cura de díodo emissor de luz. J Can Dent Assoc 2011;77:b9

99. Leung R, Fan P, Johnson W. Polimerização pós-irradiação de resina composta activada por luz visível. JDent Res 1983;62:363-5.

100. Abate PF,Zahra VN,Macchi RL. Efeito das variáveis de fotopolimerização na dureza do compósito.J Prosthet Dent.2001;86(6):632-635

101. Howard E. Strassler Fotopolimerização bem-sucedida - não é tão fácil quanto parece. Jul 2013www.oralhealthgroup.com/news/successful- light.../1002445470

102. Arikawa H, Kaine T, Fujii K, et al. Efeito da não homogeneidade da luz das unidades de fotopolimerização na dureza da superfície da resina composta. Dent Mater J 2008;27(1):21-28

103. Sidhu S K, Ikeda T, omata Y,et al.Mudança de cor e translucidez por fotopolimerização em compósitos de resina.Oper Dent.2006;31(5):598-603

104. Tak O,Altintas S H,Ozturk N,etal.Efeito de três tipos de unidades de fotopolimerização nas alterações de cor de compósitos fotopolimerizados ao longo de 5 anos.Clin Oral Invetig.2009;13(1):29-35

105. Brackett MG, Brackett WW, Browning WD,etal.O efeito da fonte de fotopolimerização no amarelecimento residual de compósitos de resina.Oper Dent.2007;32(5):443-450

106. Bagis B,Bagis Y,Ertas E,etal.Comparação da geração de calor de unidades de fotopolimerização.J contemp Dent Prac.2008;9(2):65-72

107. Guiraldo RD, Consani S, Lympius T, Schneider LF, Sinhoreti MA, Correr-Sobrinho L. Influência da unidade de fotopolimerização e da espessura da dentina residual na geração de calor durante a fotoactivação do compósito. J Oral Sci. 2008 Jun;50(2):137-142.

108. Millen C, Ormond M, Richardson G, Santini A, Miletic V, Kew P. Um estudo do aumento da temperatura na câmara pulpar durante a polimerização de compósitos com diferentes unidades fotopolimerizadoras. J Contemp Dent Pract. 2007;8(7):29-37.

109. Yazici AR1, Müftü A, Kugel G, Perry RD. Comparação das alterações de temperatura na câmara pulpar induzidas por várias unidades de fotopolimerização, in vitro. Oper Dent. 2006;31(2):261-5.

110. Hubbezoglu I1, Dogan A, Dogan OM, Bolayir G, Bek B Efeitos dos modos de fotopolimerização e dos compósitos de resina no aumento da temperatura sob a dentina

humana: um estudo in vitro. Dent Mater J. 2008;27(4):581-9.

111. Jiménez-Planas A1, Martin J, Abalos C, Llamas R Desenvolvimentos em lâmpadas de polimerização. Quintessence Int. 2008 Feb;39(2):74-84.

112. Belvedere PC Compósitos diretos posteriores contemporâneos utilizando técnicas de ponta. Dent Clin North Am. 2001 ;45(1):49-70.

113. Povezanost stupnja konverzije i transmisije svjetla kroz uzorak kompozitnog materijala. Correlação entre o grau de conversão e

Transmissão de luz através de amostras de compósitos de resina. Ata Stomatol. Croat. 1995; 29 : 9- 14

114. Dickens S, Stansbury J, Choi K, Floyd C. Cinética de fotopolimerização de resinas dentárias de metacrilato. Macromolecules 2003;24(4):655-665

115. Ruwaida Z. Alshali Silikas N, Satterthwaite JD. Grau de conversão de bulk-fill comparado com resinas compostas convencionais em dois intervalos de tempo. Dent Mater. 2013 ;29(9):213-7

116. Julian G. Leprince, William M. Palin, Mohammed A. Hadis ,Jacques Devaux, Gaetane Leloup. Progresso na tecnologia de compósitos dentários à base de dimetacrilato e eficiência de cura .Dent Mater.2013; 29(2): 139-156

117. C. Turssi, J. Ferracane, K. VogelFiller features and their effects on wear and degree of conversion of particulate dental resin composites Biomaterials 2005 ;26: 4932-4937

118. E.M. Da Silva, L.T. Poskus, J.G.A. Guimaraes .Influência dos modos de fotopolimerização no grau de conversão e nas propriedades mecânicas dos compósitos resinosos: uma análise comparativa entre um compósito híbrido e um compósito com nano cargas Oper Dent2008 ;33: 287-293

119. N. Emami, M. Sjodahl, K.J. Soderholm. Como as propriedades do material de enchimento, a fração de material de enchimento, a espessura da amostra e a fonte de luz afectam a atenuação da luz em compósitos de resina com material de enchimento particulado

Dent Mater 2005;21: 721-730

120. G.B. Dos Santos, R.V. Alto, H.R. Filho, E.M. da Silva, C.E. Fellows. Transmissão de luz em compósitos de resina dentária. Dent Mater 2008; 24: 571576

121. Julian G. Leprince, Philippe Leveque, Bernard Nysten, Bernard Gallezc, Jacques Devaux Gaetane Leloup. Nova visão sobre a "profundidade de cura" de compósitos dentários à base de

dimetacrilato. Dent Mater 2012;28: 512-520

122. Compreender a cura limitada através da profundidade. G Perryer 2013. www.mecourse.com/ecourse/pages/page.asp?pid=4251

123. Musanje L, Darvell BW. Atenuação da luz de curvatura em materiais de restauração de resina preenchida. Dent Mater 2006; 22(9): 804-817

124. Anusavice KJ. Ciência dos Materiais Dentários de Phillips. 12th ed. St. Louis, MO: Elsevier Saunders; 2013

125. Aguiar FH, Lazzari CR, Lima DA, Ambrosano GM, Lovadino JR. Efeito da distância da ponta de fotopolimerização e da cor da resina na microdureza de um compósito de resina híbrida. Braz Oral Res 2005; 19(4): 302-306

126. Van Noort R. Introdução aos materiais dentários. 4a ed. London: Elsevier; 2013.

127. McCabe JF e Walls AWG. Materiais Dentários Aplicados. 9ª ed. Oxford: Blackwell Publishing; 2008.

128. Nicoleta Ilie , Katharina Stark .Comportamento de cura de compósitos bulkfill de alta viscosidade. Jornal de medicina dentária 2014; 42 (8) - 97 7 - 9 8 5

129. Petrovic LM, Zorica DM, Stojanac I, Krstonosic VS, Hadnadjev MS, Atanackovic TM. Um modelo do comportamento viscoelástico de compósitos de resina fluida antes da fixação. Dental Materials 2013;29: 929-34.

130. Jin X, Bertrand S, Hammesfahr P. Novas resinas radicalmente polimerizáveis com uma tensão de cura notavelmente baixa. Journal of Dental Research 2009;88:1651.

131. . Ilie N, Hickel R. Investigações sobre um produto fluido à base de metacrilato compósito baseado na tecnologia SDR. Materiais Dentários 2011;27:348- 55

132. Moorthy A, Hogg CH, Dowling AH, Grufferty BF, Benetti AR, Fleming GJ. Deflexão cúspide e microinfiltração em dentes pré-molares restaurados com materiais de base compósitos à base de resina fluida bulk-fill. Journal of Dentistry 2012;40:500-5.

133. Van Ende A, De Munck J, Van Landuyt KL, Poitevin A, Peumans M, Van Meerbeek B. Preenchimento a granel de cavidades posteriores com fator C elevado: efeito na adesão à dentina do fundo da cavidade. Dental Materials 2013;29:269-77.

134. Ilie N, Bucuta S, Draenert M. Compósitos à base de resina Bulk-fill: uma avaliação in vitro do seu desempenho mecânico. Dentisteria Operatória 2013;38: 618-25

135. Moszner N, Fischer UK, Ganster B, Liska R, Rheinberger V. Derivados de benzoil germânio como novos fotoiniciadores de luz visível para materiais dentários. Dental Materials 2008;24:901-7.

136. Preço RBT. A energia da luz é importante. J Can Dent Assoc. 2010; 76:a63.

137. Friedman J. Variabilidade das caraterísticas das lâmpadas de polimerização dentária. J Esthet Dent 1989;1:189-90.

138. Como fazer: Como é que se limpa a unidade de fotopolimerização? Oasis Discussions.JCDA Oasis , julho, 2014www.oasisdiscussions.ca/2014/07/03/htcl/

139. Diretrizes de fotopolimerizaçãoSeguir alguns conceitos básicos irá melhorar a durabilidade das restaurações.Por Howard E. Strassler. Inside Dentistry 2012;8(1).Publicado por AEGIS Communications

140. John C. Wataha, Petra E. Lockwood, Jill B. Lewis, Frederick A. Rueggeberg, Regina L.W. Messer. Efeitos biológicos da luz azul das unidades de polimerização dentária. Dental Materials 2004; 20: 150-157

141. Wataha JC,Lewis JB,Lockwood PE,etal.Resposta dos monócitos THP-1 à luz azul das lâmpadas de polimerização dentária.J Oral Rehabli.2008;35(2):105-110

142. Brand HS1, Entjes ML, Nieuw Amerongen AV, van der Hoeff EV, Schrama TA.Interferência de equipamento dentário elétrico com cardioversores-desfibrilhadores implantáveis. Br Dent J. 2007;203(10):577-9

143. Vivek Hegde, Sameer Jadhav e Gayatri B Aher. A clinical survey of the output intensity of 200 light curing units in dental offices across Maharashtra (Um estudo clínico da intensidade de saída de 200 unidades de fotopolimerização em consultórios dentários em Maharashtra). J Conserv Dent. 2009 ; 12(3): 105-108.

144. Uma explicação sobre os radiómetros dentários.

https://www.ultradent.com/en-us/resources/Documents/VALO/An- Explanation-of-Dental-Radiometers-Aug-2013.pdf.

145. Roberts HW, Vandewalle KS, Berzins DW, Charlton DG. Precisão dos radiómetros de LED e halogéneo utilizando diferentes fontes de luz. J Esthet Restor Dent. 2006;18:214-24

146. Rueggeberg FA, Caughman WF, Curtis Jr JW. Efeito da intensidade da luz e da duração da exposição na cura da resina composta. Oper Dent. 1994;19:26-32

147. Leonard DL, Charlton DG, Hilton TJ. Efeito do diâmetro da ponta de polimerização na

precisão dos radiómetros dentários. Oper Dent. 1999;24:31-7.

148. Price RB, Labrie D, Kazmi S, Fahey J, Felix CM. Precisão intra e inter-marcas de quatro radiómetros dentários. Clin Oral Investig. 2012;16(3):707- 17.

149. Andréia Bolzan de PAULA1 Rubens Nisie TANGO2 Mârio Alexandre Coelho SINHORETI3 Marcelo Corrêa ALVES1 Regina M. PUPPIN- RONTANI. Efeito da Espessura da Restauração Indireta e da Distância da Ponta do Fotopolimerizador na Dureza de um Cimento Resinoso Fotopolimerizável Duplo. Braz Dent J (2010) 21(2): 117-122

150. Bàrbara Pick,a Carla Castiglia Gonzaga,b Washington Steagall Junior,c Yoshio Kawano,d Roberto Ruggiero Braga,ae Paulo Eduardo Capel Cardoso. Influência da Atenuação da Luz de Cura Causada por Materiais Restauradores Indiretos Estéticos na Polimerização do Cimento Resinoso. Eur J Dent. 2010; 4(3): 314-323.

151. Warren A. Uma investigação sobre a microdureza de um compósito fotopolimerizável quando polimerizado através de diferentes espessuras de porcelana. J Oral Rehabil 1990;17:327-334

152. Naomi Tanoue ,Mahoko Murakami, Hiroyasu Koizumi, Mitsuru Atsuta,Hideo Matsumura. Profundidade de polimerização e dureza de um compósito indireto polimerizado com três unidades de polimerização de laboratório. Jornal de ciências orais2007;49(1):25-29

153. Tanoue N,Matsumura H,Atsuta M(1998).Propriedades de quatro materiais compósitos de revestimento polimerizados com diferentes unidades de fotocura em laboratório.J Oral Rehabil 1998;25:358-364

154. Da Silva GR,Simamoto-JuniorPC, da Mota AS,et al. Propriedades mecânicas de compósitos fotopolimerizáveis polimerizados com diferentes unidades de fotopolimerização laboratorial.Dent MaterJ2007;26(2):217-223

155. Nomoto R, Asada M, McCabe JF, Hirano S. Exposição à luz necessária para uma conversão óptima dos sistemas de resina activada por luz. Dent Mater 2006;22:1135-42.

156. Rueggeberg FA, Cole MA, Looney SW, Vickers A, Swift EJ.Comparação das durações de exposição recomendadas pelo fabricante com as determinadas utilizando a resistência à flexão biaxial e a espessura do compósito raspado entre uma variedade de unidades fotopolimerizadoras. J Esthet Restor Dent 2009;21:43-61.

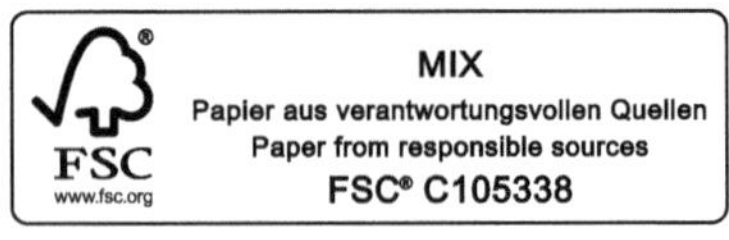

Printed by Books on Demand GmbH, Norderstedt / Germany